灾害医学救援装备丛书

灾害医学
现场急救装备

主　编　王运斗　　高树田
副主编　宋振兴　张　广　张新雷

科学出版社

北　京

内 容 简 介

本书是"灾害医学救援装备丛书"之一,以灾害医学救援现场急救需求为牵引,系统论述灾害医学现场急救装备的概念、分类、沿革发展,构建现场急救装备体系。并以此为基础,分别阐述各类现场急救装备的内涵、技术要求和典型装备。

本书内容实用,系统全面,既可为我国紧急医学救援及医学应急管理机构、科研院所、大专院校、应急培训机构等提供参考,也可作为本科生和研究生的教学参考书。

图书在版编目(CIP)数据

灾害医学现场急救装备 / 王运斗,高树田主编. --北京:科学出版社,2021.2

(灾害医学救援装备丛书)

ISBN 978-7-03-066515-7

Ⅰ. ①灾… Ⅱ. ①王… ②高… Ⅲ. ①灾害–急救–防护设备 Ⅳ. ①R459.7

中国版本图书馆 CIP 数据核字(2020)第 204509 号

责任编辑:李 玫 / 责任校对:张 娟
责任印制:赵 博 / 封面设计:吴朝洪

科 学 出 版 社 出版

北京东黄城根北街 16 号

邮政编码: 100717

http://www.sciencep.com

天津文林印务有限公司 印刷

科学出版社发行 各地新华书店经销

*

2021 年 2 月第 一 版 开本:720×1000 1/16
2021 年 2 月第一次印刷 印张:11 1/2
字数:210 000

定价:**78.00 元**

(如有印装质量问题,我社负责调换)

前　言

　　人类在不断发展和进步的同时，无时无刻不在与各类灾害和灾难做斗争。进入 21 世纪以来，随着全球经济一体化进程的加快，工业化和城市化的飞速发展，产业结构的变化及生态环境的改变等，传统灾害已经向多元化发展，自然灾害、人为灾难、重大事故、公共卫生事件和恐怖袭击等重大突发事件已成为灾害的重要组成部分，对人类的健康、生活及经济和社会稳定产生的影响越来越大。

　　作为灾害医学救援的重要基础物质，灾害医学救援装备发展已成为维护国家安全和民众健康的重要基础。近年来，国家和地方政府对灾害医学救援非常重视，灾害医学救援装备如何系统、科学、有序地发展，构建具有中国特色的灾害医学救援装备理论体系、技术体系和装备体系，培养专业人才，培育产业基地，引领行业发展，促进产业升级，实现"产学研医检用"有机结合，是当前我国灾害医学救援装备面临的核心挑战。目前，我国灾害医学救援装备仍存在体系不完善、装备不成套、标准不配套、运用欠科学等问题。基于此，我们在多年从事灾害医学救援装备理论和装备研发经验的基础上，通过系统分析和论证，编撰了"灾害医学救援装备丛书"。本系列丛书分别从灾害医学救援装备顶层设计和总体论证、现场急救、伤病员运送、野外移动医疗、综合救治与保障装备、实用核化生灾害救援及空中医学救援等方面，对灾害医学救援装备进行全面系统的分析和研究，立足实用，受众面广，为我国紧急医学救援及医学应急管理机构、科研院所、大专院校、应急培训机构等提供参考，也可作为本科生和研究生的教学参考书，读者可根据需要，分册选读和选用。

　　本书在编撰过程中，得到了相关领域领导和专家的大力支持，在此一并致谢！由于编者水平有限，书中不足之处请各位同仁批评指正，以便再版时修订。

编　者

2020 年 7 月

目　录

第一章

现场急救装备概述

第一节　现场急救装备的概念、分类与体系

一、概念

灾害医学救援装备是各类灾害、突发事件等医学救援的重要物质基础，是实施灾害医学救援过程中，用于伤病员搜寻、现场急救、连续救治、野外医院救治、防疫防护、综合保障及野外指挥通信等各环节所需装备的总称。而现场急救装备是灾害医学救援装备的重要组成部分，是指在各类灾害现场用于伤病员搜救、检伤分类、包扎、止血、固定、搬运、通气、复苏，以及伤病员搬运和运送过程中维持其基本生命体征所需的各类器材、药材和装备，如急救包扎包、止血带、骨折外固定夹板、担架、口咽通气管、急救呼气机（器）、输液器材、伤病员搬运工具、生命支持系统等。

二、分类与体系

根据现场急救装备概念界定及其在灾害医学救援中的任务职能，现场急救装备可分为伤病员搜救装备、包扎器材、止血器材、骨折固定器材、现场复苏器材、通气器材、伤员搬运工具、连续救治装备、检伤分类装备、携运行医疗箱（囊）10 类。

现场急救装备体系框架如图 1-1 所示。

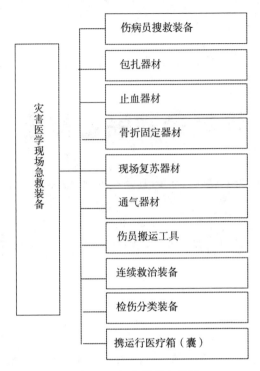

图 1-1 现场急救装备体系

第二节 现场急救装备的沿革与发展

一、搜救装备方面

搜救装备最早主要用于军队战时伤员寻找，在第二次世界大战之前，寻找伤员主要靠人工方式，最常用的方法是救护人员组成散兵线，跟随在部队后面仔细搜索，一般采取一跟、二看、三问、四听、五找的方法。第二次世界大战时期，苏联军队曾利用卫生犬寻找伤员，并可引导救护人员及时救护，对于舰艇、飞机失事人员等还使用了电子寻找器材。从而，伤员寻找装备作为战伤救治中最先使用的卫生装备，引起各国军队的高度重视，并积极采用各种先进技术研制各类伤员寻找装备。如 1982 年马尔维纳斯群岛战争期间，英军使用了多种夜视仪，抢救了大量伤员。夜视器材除装备单兵外，还可装备在飞机和车辆上，用于搜索目标和寻找伤员。美军在海湾战争、科索沃战争和伊拉克战争中均使用了全球定位系统（GPS），在营救飞行员和伤员过程中发挥了重要作用，以后逐渐应用于平时各类灾难救援中。国外搜救装备发展和应用较早，20 世纪 60 年代就有所应用，如第二次世界大战后，美国德克萨兰仪器公司研制了第一代红外成像装备；20 世纪如美国时域公司（Time Domain Corporation，TDC）在 1999 年开发出名为 RadarVision1000（RV1000）的超宽带探测雷达，使用了 TDC 的 TM-UWB（Time-Modulated UWB）专利技术，使用了一个单独的发送天线和一个单独的接收天线，在-3DB 点拥有 90°的可视区域（FOV），能够透过最为普遍的非金属墙壁检测达 10m 范围的运动物体。21 世纪初，随着高新技术的不断发展，各种新型探测仪器相继得到应用，使得灾难现场救援效率大大提高，使更多的生命得到及时挽救。国内伤员搜救装备起步相对较晚，始于 20 世纪八九十年代，目前国内各类救援队伍采用的救援装备在性能上基本能满足救援要求，但由于自我研发品种有限，救援队伍建设起步较晚，搜救装备在品种上尚比较单一。国内外现场搜救装备可按技术原理、搜寻距离和寻找方式进行分类。按技术原理可分为光学类、电子类、音响类和机器人伤员搜寻装备；按寻找距离可分为局域范围和广域范围伤员搜寻装备；按搜寻方式可分为约束式伤员搜寻装备和无约束式伤员搜寻装备。目前经常使用的是生命探测仪，是一种探测生命迹象的仪器，是一种高科技救援设备，常见的有红外生命探测仪、音频生命探测仪、雷达生命探测仪、光学生命探测仪和声波生命探测仪。近年来，随着任务模式的变化和技术的发展，伤病员搜寻探测装备表现出如下趋势：寻找、通信、生命体征监测一体化，提高救护能力；重视无约束式伤员寻找技术和装备，增强实用性；注重多技术融合，提高寻找能力；注重机动和灵活性，便于个人携行和使用。

二、现场快速包扎止血器材关键技术与系列装备研究方面

国外的急救敷料大多为天然生物材料、微/纳米技术和生物活性物质等先进材料和技术的结合产物，并针对灾害救援、恐怖袭击等应用需求具备防水、生化洗消功能。而我国普遍使用的急救敷料仍是传统棉纤维材质，防水护创敷料也仅以创可贴的形式存在，不能满足现场大动脉出血和大面积创面的急救包扎要求；国内止血带要么因止血压力、时间控制不当，引起肢体坏死，要么操作复杂、不便携带；国内尚无适用于生化事件现场急救的创伤急救器材。现场快速包扎止血器材的发展趋势表现为关注包扎护理理论的新发展，以理论指导研制实践；重视材料的加工工艺，使材料性能得以最大限度地发挥；应用多功能材料，拓展装备性能。

三、现场快速骨折固定装备关键技术与系列装备研究方面

国外相关装备种类众多，大量采用新材料和新技术。国内现有骨折外固定一般仍采用普通石膏及各种木、竹、纸夹板等，且以普通石膏为主，高分子绷带、热塑夹板等材料虽在临床骨科固定中得到应用，但存在可操作性差、不可拆卸、复杂部位附体性差等问题。快速骨折固定装备的趋势表现为：重视充气夹板的研

究使用，主要是因为充气夹板质量轻，能透 X 线，可塑性好，可反复使用等；重视模块化真空塑形夹板的研究应用，其优点是重量轻，附体完美，固定可靠，规格统一，可自由拼接，反复使用；注重多功能集成式固定器材与装备的开发，一是将包扎、止血、消炎、固定等功能充分集成；二是将固定与后送有机结合。

四、现场快速复苏（抗休克）装备关键技术与系列装备方面

世界各国针对休克的早期液体复苏都提出了许多新的技术、方法和设备。在休克自动复苏设备方面最具代表性的是美国的创伤生命支持运送系统，该系统能对失血性休克伤员进行自动液体复苏，优点是功能集成、完善，但工艺复杂、体积庞大、价格昂贵。我国开展现场液体复苏研究的时间较晚，尚未开展失血性休克自动化复苏装备的研究工作。现场快速复苏（抗休克）装备关键技术与系列装备的趋势具体表现为：由手动操作向自动操作转变；由单功能向多功能集成式演变；实用性好，可靠性高，配套性和适应性更强。

五、伤病员抢运工具关键技术与系列装备方面

近年来，国外无论是军用装备还是民用装备都在向专用化、特种化、智能化及多功能化发展。由于战争、自然灾害和恐怖活动的加剧，国外对于能够在特殊区域，如船舶、坑道、机动车辆及地震倒塌建筑物等内部进行伤病员转运的搬运工具的研究非常重视，出现了多种新型快速伤病员抢运工具，其发展趋势主要表现在以下几个方面。①通用担架仍为主要工具，并注重改进，特别注重以下几个方面内容：改善材料性能，提高强度与可靠性；改造结构，注意功能扩展，以通用担架为基型，增加附件如担架轮、气囊、雪橇等，以适应不同地域的需要，在提高强度与可靠性的同时，减少重量，改造结构；研发标准担架固定接口，便于担架在汽车、轮船、飞机等运输工具上的快速固定。②增加急救复苏功能，适应途中救护需要。如增加急救复苏功能，可在伤病员后送途中实施输液、监护、吸氧等工作。③多种功能相互叠加，一物多用，适于不同时空环境。④专用伤病员搬运工具将快速发展，以适应多种保障地域和伤情，其中海上漂浮式担架、组合担架、舰艇专用担架、航空担架、救护车担架是发展重点。

六、伤病员连续救治装备方面

目前，伤员连续救治装备主要为移动式一体化运送-救治-监护装备。国外在20 世纪 80 年代已开始了相关研究，美国、俄罗斯、德国、澳大利亚等国家都有类似系列产品，其中美国研制的"LSTAT"系统已发展到第六代。国内在这方面的研究起步较晚，目前只有军队的卫生装备研究所、中国人民解放军战略支援部

队特色医学中心、海军医学研究所进行了相关研究，但研究成果在系列化、产品化方面与国外相差较远。移动式一体化运送-救治-监护装备关键技术和系列装备的趋势表现为：医护工作量降低，后送时间延长，救治效果得到提高；装备的智能化和信息化水平提高，能够进行远程诊断和远程手术。

七、伤员搜救机器人方面

目前伤员搜救机器人在各类反恐、处理突发事件中已经得到了广泛应用。在美国、日本，此类机器人发展最早，技术手段也最为先进。美国多个高校的研究中心、国家研究机构和公司进行了此类机器人的研究，一般包括履带式搜救机器人、可变形搜救机器人和仿生搜救机器人等，其中后两种主要是为了适应狭小的环境而设计出来的。在国内，一些专家学者也意识到了灾难救援等危险作业机器人技术研究的重要性，许多高校和研究所在搜寻机器人技术等方面开展了研究，如适用于地面、墙面、涵道的先进探测机器人、超小型飞行器、浅水潜游探测机器人等。未来伤员搜救机器人的发展重点主要集中在提高移动性、增强恶劣环境适应能力（如防水/耐高温能力）、改善人机通信及传感检测水平等方面。

八、伤员抢/搬运机器人方面

早期，国内外此类装备的设计大多是实现物资搬运，如在地震中为瓦砾中的幸存者传递水、食品等。随着国际安全形势的恶化，伤员搬运机器人在恐怖活动、武装冲突及生化袭击现场的作用越来越引起人们的重视，其在民用市场上的应用前景也更为广阔，如在地震、核生化袭击或有害物质泄漏的危险环境中，伤员抢/搬运机器人可以凭借其良好的载重能力、灵活性和环境适应能力发挥重要作用。伤员抢/搬运机器人的发展趋势为：行进系统更加灵活，采用全向行走系统等，使机动性更强；负重部分自由度增多，承重能力增强；智能化水平提高，可进行导航路径规划、快速地图重构等。

第三节 现场急救装备的发展趋势

一、完善急救功能，便于携带使用

目前，现场急救装备种类繁多，但大多急救功能单一、不完善，完成一系列急救工作需要数种急救装备，给野外环境下携带多种救援装备带来了很大的不便。因此，要满足野外环境的要求，必将进一步完善现场急救装备的性能，尽可能一物多能，使其便携性更强。如日本的呼吸同步吸氧装置比普通恒定供氧系统的供氧时间延长 1 倍，同时，氧气瓶体积更小、质量更轻，减少了能耗，并免去了加湿装置，更便于携行；美国 ETD™ 敷料由无菌不粘连纱布垫、弹性绷带卷、压力棒和闭合装置构成，可在恶劣环境下使用，特殊情况下可用以固定夹板，在任何情况下都可当作弹性绷带使用。

二、强化快速急救，便于后续抢救

现场急救装备主要用于对伤病员实施现场快速救治，以便在"黄金"救治时间内稳定伤病员的生命体征。因此应具有快速反应能力，才能发挥急救作用，在有效的"黄金时间"内完成对大量伤病员的急救任务。现代突发公共事件中伤病员复合伤、多发伤、烧伤、冲击伤多，且伤情严重、复杂，要求现场急救装备必须高效化，使伤病员在伤后 10 分钟内得到及时有效的救护，为后续医疗救护创造有利条件。如美国速效止血绷带内含一种海藻，能在数秒内迅速止血；国内生产的 S-100 吸收性止血材料制成的吸收性止血巾（ASS），平均止血时间为 1.5 分钟，比传统方法平均缩短 4 分钟。

三、增加智能控制，便于自救互救

突发公共事件应急救援强调时效性，很多时候主要依靠自救互救，因救援环境复杂，要求现场急救装备的可操作性好，且具有智能化功能，这将是今后现场急救装备的主要发展趋势。如美国研制的智能止血带，由充气囊、止血带、按钮、整体把手、气泵、生物传感器及处理器等部件组成，可用于四肢远端止血，便于开展自救互救；气囊上带有刻度，其充气压力的大小由按钮控制，并能通过调节装置调节止血的充气压力，防止充气过度，影响肢体的血液循环，造成肢体坏死。美国研制的智能绷带能通过硅芯片探测出伤口中存在的细菌，并通过传感器与计算机把结果告诉患者，以便患者自己治疗伤口。英国研制的智能绷带，其敷料材料的外表有一些接触点，接触点和内置的电极网络连接在一起，当手持阅读器放置在敷料上时，它和外部的接触点产生低电压，阅读器会显示出敷料传导性的三维图像，如果图片显示一切状况良好，表明敷料可以继续使用；如果存在很多传导性差的路径，则表明敷料已变得干燥，需要更换。

四、重视需求设计，便于快速治疗

目前，大多数现场急救装备的设计还不太理想，设计时较少考虑伤病员的心理及生理需求，有时可能会给伤病员带来一些意想不到的困难。未来的现场急救装备更加重视人性需求，使装备的结构和使用方法更加合理有效。如美国 3M 公司生产的自动包扎绷带可自我包扎，不粘连伤口，延展性好，不影响关节活动；可随意调节压力，抗张力强，包扎后压力恒定；可随意剪裁，透气性好，包扎舒适；可用于多个特殊部位，减少了伤病员的痛苦，有利于伤病员的快速恢复。此外，包扎、止血器材在考虑到人体特殊部位的不同要求后，研制出各种适于特殊部位的止血带和绷带，如专门用于头部、脚部、手部、肩部的绷带和止血带。通过人性需求设计，使装备更加适应人体不同部位需求，提高了使用者的舒适性。

伤病员搜救装备

第一节 伤病员搜救装备的概念与分类

一、概念

伤病员搜救装备是指用于灾难现场搜索、寻找幸存者并为后续医疗救治创造有利条件的各类专用装备的总称。

灾害医学救援的气候环境和地理环境复杂，尤其是地质灾害、洪涝灾害、矿难等环境恶劣，伤病员广泛分布于各种难以预测的复杂区域内，点多面广，要使伤病员尽早得到现场急救，首先要发现并找到伤病员。伤病员搜救装备可快速搜寻伤病员，有效缩短伤病员从负伤到救治的时间，使伤病员得到及时救治，在灾害医学救援中起着重要作用。

二、分类

伤病员搜救装备可按技术原理、搜寻距离和寻找方式进行分类。按技术原理可分为光学类、电子类、音响类和机器人伤病员搜救装备；按寻找距离可分为局域范围和广域范围伤病员搜救装备；按寻找方式可分为约束式和无约束式伤病员搜救装备。下面介绍伤病员搜救装备的几种主要类型。

（一）光学搜救装备

夜视仪是一种较早用于伤病员搜救的装备，主要解决能见度不良，尤其是夜间伤病员的寻找问题。夜视仪是人眼的辅助工具，它把物体发射或反射的光辐射转换成电信号，经信号处理，再现物体的图像。夜视仪按原理可分为主动式和被动式两种装备。

1. 主动式光学搜救装备 是利用非可视光做光源的夜视系统，它有两种工作方式：一种是区域发光器，如红外线灯；另一种是采用窄光束控制扫描视场，接收发射非可视光，在监视器上同步显示图像，所以这种夜视仪也可称为光夜视仪，热成像仪、红外夜视仪等都属于这类。

2. 被动式光学搜救装备　是利用月光、星光、天空辉光、夜天光等一切很微弱自然光线的夜视系统。这类夜视仪也称为微光夜视仪。如美国的 AN/PAS-7 热红外手持观测仪，光学镜头直径 6.35cm，工作波段 3～5μm，重量 2.7kg，电池重量 2.2kg，电源功率 10W，最小调焦距离 8m，作用距离 200m。我国的 GW89-200 微光夜视仪（GW89-200 low-light level viewer），属头盔式微光夜视仪，是一种带电池的高视力眼睛，视野 38°，重量 800g，在月光下对人的识别距离为 150m。

（二）电子搜救装备

目前应用最广、种类最多的是电子技术研制的伤病员搜救装备，从其技术发展及特征，可分为约束式和无约束式两种类型。

1. 约束式伤病员搜救装备　是采用无线电遥测、定位等技术的搜救装备。这种装备要求被搜寻目标佩戴传感器和无线发射器。如苏联军队使用的玫瑰-MT 伤员标记寻找仪，由测向机和便携式无线发射器组成，搜索半径可达 500m；瑞士的 BARRYUOX 型电子寻找仪是一种收发报机，寻找距离为 60m；美国普渡（Purdue）大学生物医学工程中心研制的腕带式单兵联络器，可传送人体重要生命体征等。

2. 无约束式伤病员搜救装备　是采用非接触雷达式生命参数探测和雷达成像等技术的搜救装备。由于这种装备不要求被搜寻对象事先佩戴传感器和其他辅助装置，对搜寻和检测对象无任何约束，因此具有很高的应用价值。采用非接触生命参数探测技术研制的伤病员搜救装备，可穿透各类障碍物（如废墟、树木、墙体等）探测到伤病员的呼吸和心搏信号，从而发现伤病员，并可定位。超宽谱雷达成像技术不仅可以用于军事侦察，还可以用于伤病员搜救，它通过雷达信号处理，对反射目标进行成像，从而发现伤病员，而且可以穿过丛林和地表面发现遮挡的伤病员。

第二节　伤病员搜救装备的现状与发展趋势

一、发展现状

伤病员搜救装备最早用于军队战时伤员寻找。在第二次世界大战之前寻找伤员主要靠人工方式。第二次世界大战时期，苏联军队曾利用卫生犬寻找伤员，还对舰艇、飞机失事人员等使用了电子寻找器材。21 世纪初期，装备种类已囊括了微光夜视、无线电及红外线、雷达、声波、音频等生命探测、GPS 卫星定位等多种技术形式，使搜寻伤病员的范围从白天延伸到黑夜，从数十米扩展到数千米，甚至数十千米，从地表延伸到被掩埋的地下，极大地提高了寻找伤病员的能力和效率。

（一）国外伤病员搜救装备现状

1. 约束式搜救装备　约束式搜救装备主要涉及定位终端和生命体征监测终端。结合生命体征监测是世界各国公认的约束式搜救装备的主要研究方向。近几年，国外很多研究机构都致力于生理状态监视器（physiological status monitor, PSM）的研发。美国 VivoMetrics 公司的 LifeShirt 是一款可实时、连续采集多个生理参数的背心式可穿戴系统，该项目得到美国国防部和空军的资助（图 2-1A）；美国佐治亚理工学院的 SmartShirt 智慧衫采用了穿戴式主板结构概念，传感器可以热拔插形式与穿戴主板连接，大大提高了穿戴的舒适性和灵活性，该项目得到美国国防部和海军的资助（图 2-1B）。意大利 Milior 公司的 WEALTHY 智能内衣，采用先进纺织技术将纤维形式的智能传感器、处理器及通信模块与织物集成在一起形成贴身内衣，实现关键生理参数的连续监测；欧盟联合研制的 BIOTEX 生化检测 T 恤衫采用智能电子织物技术，能够检测人体多项生理生化参数，如出汗率、盐分、离子浓度（K^+，Na^+，Cl^-，Mg^{2+}，Ca^{2+}）、pH、有机物的含量、血氧饱和度等；英国 Hidalgo 公司最新研制的 Equivital LifeMonitor 生命监测系统以舒适的弹性胸带为载体，能够监测心肺功能，而且能够采用蓝牙组网方式遥测人体多部位皮温、核心体温、SpO_2、血压等参数；美国 Zephyr 公司的 Bioharness3 系统也以胸带为载体，能够监测心电、呼吸等参数，而且能够通过皮温和心率估算核心体温。Equivital LifeMonitor 和 Bioharness3 目前已有诸多应用。

结合生命体征监测的搜救装备较为成熟的应用是美军陆军医疗物资开发局（USAMMDA）和陆军环境医学研究所（USARIEM）联合研制的单兵生理状态监测器（图 2-2）。该系统已在美军特种部队进行测试，由可穿戴 T 恤、生命体征微处理器、信标模块和可视化软件平台等四部分组成。可穿戴 T 恤（图 2-2A）由高性能聚酯材料制成，具有抗菌性、阻燃性等特性，嵌入心电电极、呼吸频率、加速度、体温监测等生命特征传感器。生命体征微处理器（图 2-2 B）集成有微处理器、电池和无线电发射器，可发送心率、呼吸频率、速度、姿态、皮肤温度等生命体征信号，具有防水性能。信标模块（图 2-2 C）集成 GPS 芯片，可连续工作 20 小时，通信频率可以调节，满足跌落和防水要求。可视化软件平台具有通信功能，以地图的形式展示，可实时监测士兵的生命体征和位置信息。

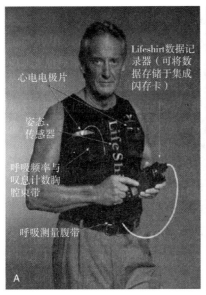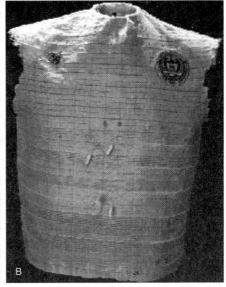

图 2-1 国外生理状态监视器

A. Lifeshirt 背心式可穿戴系统；B. SmartShirt 智慧衫

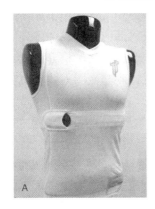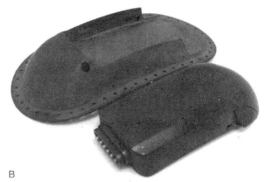

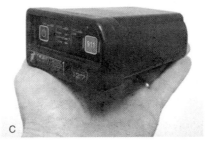

图 2-2 美军单兵生理状态监测器

A.可穿戴 T 恤；B.生命体征微处理器；C.信标模块

2. 无约束式搜救装备 无约束式搜救装备按搜寻方式通常分为雷达式、声波探测器、热红外成像仪及音、视频（光学）探测仪等；按其搭载方式的不同，可分为手持式、机载式和移动式等。

（1）按搜寻方式

1）雷达生命探测仪：雷达生命探测仪是融合雷达技术、生物医学工程技术于一体的生命探测设备。它主要利用电磁波的反射原理，实际上是一个呼吸和运动探测器。雷达信号发送器连续发射电磁信号，对一定的空间进行扫描，电磁波照射人体，其反射波中必然加载有人体的生理信息，人体内部的生理运动所导致的人体微动与回波幅度、相位等之间具有相关性，依据该相关性，接收器不断接收反射信号并对返回信号进行算法处理。由于呼吸的频率较低，一般每秒 1～2 次，因此可以把呼吸运动和其他较高频率的运动区分开来。它可以在 30 秒内检测出不同体位人的心跳、呼吸，并可穿透各类衣服、木制品、大理石、砖石体等介质。超宽谱雷达式生命探测仪是这种类型生命探测仪中最先进的一种。超宽谱雷达式生命探测仪穿透能力强，能探测到被埋生命体的呼吸、体动等生命特征，并能精确测量被埋生命体的距离深度，具有较强的抗干扰能力，不受环境温度、热物体和声音干扰的影响。具有很大的相对带宽（信号的带宽与中心频率之比），一般大于 25%，检验人体生命参数是以脉冲形式的微波束照射人体，由于人体生命活动（呼吸、心跳、肠蠕动等）的存在，使得被人体反射后的回波脉冲序列的重复周期发生变化。如果对经人体反射后的回波脉冲序列进行解调、积分、放大、滤波等处理并输入计算机进行数据处理和分析，就可以得到与被测人体生命特征相关的参数。

20 世纪 80 年代后期，美国、德国的研究人员开始进行雷达生命探测的研究。抛物面天线结构的检测系统在亚特兰大奥运会被用于研究步枪和射箭运动员呼吸与心跳对射击准确度的影响。该系统可在 10m 外监测运动员的心跳。20 世纪 90 年代后期，为满足执法需求，美国开始研制一种手电筒式雷达生命探测仪。手电筒式雷达可以探测出隐蔽在水泥墙、木墙和钢门后面的人。手电筒式雷达系统将多普勒雷达技术与高速信号处理技术相结合，使用快速傅里叶变换和频率响应曲线很陡的滤波功能，从杂乱的回波信号中提取出人体所特有的信号。该系统使用一种在市场上可以买到的天线作为微波透镜，将输出波束聚集在 15°～20° 的扇形区内。手电筒式雷达用来探测由于心跳或呼吸产生的人胸部的微小运动，该系统的信号处理器主要起低通滤波器的作用，它使预置最高心率以上的频率不能通过，因此，人体很微弱的运动都能被探测到。在雷达生命探测仪上取得较大成果的是美国密歇根州立大学，他们在波段 10GHz，L 波段 2GHz 和 1.15GHz，UHP波段 450MHz 进行了探测人体呼吸和心跳运动的研究，取得了一些比较有价值的成果。在 X 波段载频 10GHz 的生命探测系统，天线的发射功率为 4.5mW 时，可发现自由空间内 30.48m 以外人在睡觉姿态下的呼吸和心跳信号。当发射功率提高到 20mW 时，可以穿透 0.25m 的水泥墙，探测到坐在凳子上人的心跳和呼吸信号。目前使用较多的美国产品为莱福雷达生命探测仪，可帮助消防抢险救援人员在 30 秒内发现目标，2 分钟内确认被困人员。整套装置由雷达信号发射器和计算机组成。雷达发射器利用超宽带传输技术发射雷达波，并将信号处理后以无线方式发射到计算机。计算机内嵌入数百种人呼吸时胸部动态数据信号，将收到的信号进行杂波处理、波形比对后，直接给出有无生命迹象的标志。该探测仪特点为无探针、无线缆、体积小、重量轻、现场安装方便、操作简单、定位精确、坚固耐用，具有防水功能，可在雨天操作。

2）声波探测仪：声波探测仪（图 2-3）是一种由高灵敏度传感器、高精度专用数据采集系统及多功能专用数据采集系统和多功能专用计算机处理系统组成的探测系统，能探测和分析幸存者移动、敲击和呼叫通过介质发出的微小振动呼救信号，确定被困人员的位置。该系统是一套以人机交互为基础的探测系统，包括信号的检测、监听、选取、存储和处理几个方面。处理识别系统按模块化设计实现，使升级快捷方便。仪器主要由高灵敏传感器、高精度数据采集卡和专用计算机组成的信号处理探测系统组成。主要是应用音频声波（包括振动波）的基本原理，采用先进高科技微电子处理器和灵敏的感测器，其特殊的电子装置将非目标的噪声波及其他背景干扰波过滤，保证摄取最需要的生命目标信号，迅速找出被困者的位置。高敏感度的音频生命探测器，采用两级放大技术，探头采用内嵌频率放大器，1 ～ 4000Hz 的频率范围均可被接收，主机收到目标信号后再次升级放大。被困者呻吟、呼喊、爬动、敲打等发出音频声波或振动波，被高敏感度的感测器探头接收、过滤、放大，可以直接被救援者收听。通过探测地下微弱的音频声波，就可判断生命是否存在。其核心技术是高灵敏度传感器、声波和振动波数理模型及有效信号源位置判定技术。

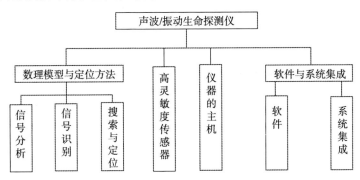

图 2-3 典型声波生命探测仪原理结构

国外声波生命探测仪发展较早，现已发展到第四代产品。世界上已有美国、英国、法国、日本、新加坡、以色列等 10 多个国家的消防救援人员，都在使用音频生命探测仪寻找被困的生命。如美国研制的 80M287612 迷你型音频生命探测仪，探测频率为 1～3000Hz，可同时接收两个传感器信息，同时波谱显示两个传感器信息，并且配备了小型对讲机，能与被困者直接对话。在市场上使用较多的是法国生产的音频生命探测仪，该仪器通过两个极灵敏的音频震动探测仪，能够识别在空气或固体中传播的微小震动，适合搜寻被困在混凝土、瓦砾或者其他固体下的幸存者，并可通过音频传输系统与被掩埋人员建立联系。仪器使用两个音频滤波器，可以将周围的背景噪声做过滤处理，能够有效屏蔽来自救援现场的重型卡车或其他重型机械所产生的噪声。美国研制的德萨（DELSAR）生命探测仪可以探测到各种具有生命迹象的声音和振动（图 2-4），采用 6 个录敏的声音传感器，探测频率范围可达 0～3000Hz，可适应各种供电形式。美国 Sandia 国家实验室研制的轮式搜寻车，安装有智能化搜索程序，可以探测、定位被雪掩埋的人员，并可与 GPS 联合使用。由于音频生命探测仪是一种被动接收音频信号和振动信号的仪器，救援时需要在废墟中寻找空隙伸入探头，因此容易受到现场噪声的影响，探测速度较慢。

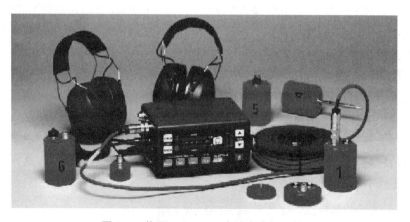

图 2-4　美国 DELSAR 声波生命探测仪

3）红外生命探测仪：任何物体只要温度在绝对 0℃以上都会产生红外辐射，人体也是天然的红外辐射源。但人体的红外辐射特性与周围环境的红外辐射特性不同，红外生命探测仪就是利用它们之间的差别，以成像的方式把要搜索的目标与背景分开。人体的红外辐射能量较集中的中心波长为 9.4μm，人体皮肤的红外辐射范围为 3～50μm，其中 8～14μm 占全部人体辐射能量的 46%，这个波长是设计人体红外探测仪重要的技术参数。红外探测仪就是利用红外探测器、光学成像物镜将人体发出的红外辐射能转换成电信号，经处理后通过电视屏或监测器显示红外热像图，从而帮助救援队员能很快确定被埋在废墟下或隐藏在尘雾后面遇难者的位置（图 2-5）。

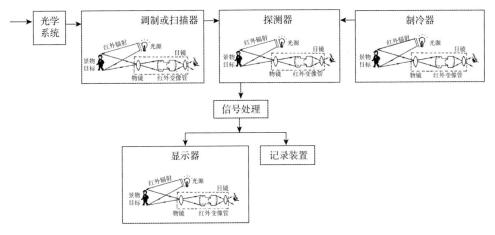

图 2-5 红外系统组成

红外探测设备最早应用于军事，并随着科学技术的发展而不断改进。早期用于军队领域的是被动式红外夜视仪，属于半被动式夜视设备，它本身不带红外光源，而是利用微弱的月光、星光、大气辉光、银河光等自然界的天光作为光源，借助于光增强器把目标反射回来的微弱光子放大并转换成可见光图像，以实现夜间观察，主要用于伤员的夜间寻找。第二次世界大战后，美国德克萨兰仪器公司经过近一年的探索，开发研制了第一代用于军事领域的红外成像装置，称之为红外巡视系统（FLIR）。20 世纪 60 年代早期，瑞典 AGA 公司研制成功第二代红外成像装置，该装置在红外巡视系统的基础上增加了测温的功能，称之为红外热像仪。几经改进，1988 年推出的全功能热像仪，将温度的测量、修改、分析、图像采集、存储为一体，仪器的功能、精度和可靠性都得到了显著提高。2004 年，俄罗斯莫斯科国立大学研究成功了一种亚毫米波热成像仪。亚毫米波仍属于热波，但其性能独特，可以穿透普通红外线所不能穿透的墙壁等障碍物，该系统利用照相平板印刷技术将普通的半导体材料做成饼状分层结构。如此设计可捕获障碍物后目标发出的亚毫米波，从而进一步转换成图像。现阶段使用的红外生命探测仪有美国的 M271328 红外生命探测仪，方便轻巧实用。既可寻找受伤矿工，又可寻找遇难者，同时由于可远距离精确测温，可直观显示煤层表面温度区域分布。屏幕上完整的数字罗盘显示了可视方向，以便于精确定位遇难者的位置，进行快速营救。360°视角，不仅可以在安全距离外对废墟进行快速扫描，还可以在室内进行有效搜索。

4）音、视频（光学）探测仪：蛇形生命探测仪是其典型代表。蛇形生命探测仪利用光反射原理进行生命探测。一般由探头、可变长金属杆和监视器等部件构成。它可以通过废墟堆积层中的空隙或专用钻机钻孔处，伸入被困人员附近，确定其位置和生存状态。它采用光源组件、球像面成像物镜、光学校正镜、图像传感器构成微光探头，将麦克风和喇叭小型化集成在探头上，通过可变长杆体内的导线把音频、视频信号传送到监视器。仪器的主体非常柔韧，能在瓦砾堆中自由扭动。典型蛇形生命探测仪的原理和结构见图2-6。

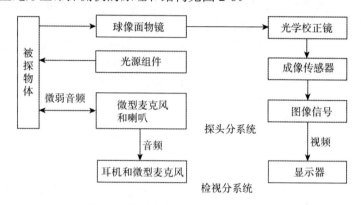

图2-6　典型光学生命探测仪原理结构

国外蛇形生命探测仪发展较早，目前已达到型号系列化和功能系列化。美国、法国、日本是该类装备的主要研发国，其产品占据全球主要市场。国外蛇形生命探测仪配置灵敏的专业摄像头，可在完全黑暗的环境下迅速捕捉到不少于 2m 远的清晰画面，镜头可 360° 旋转。

（2）按搭载方式

1）手持式搜救设备：早期多采用点频连续波雷达机制，如美国佐治亚工程技术研究院（1998）研制的毫米波段手电式雷达，可穿透木制门等探测是否有生命体，但穿透力有限。为了进一步提高穿透能力，美国密歇根州立大学研究小组采用 L 和 S 波段两种不同频率的双天线连续波雷达同时进行检测，在模拟地震后建筑物坍塌的废墟中，成功检测出了自由躺姿状态下的人类呼吸信号。为了获取生命体的距离甚至方位信息，一些研究机构尝试研究调频连续波机制和超宽谱机制。如美国的 Raytheon 公司（2005）研究了调频连续波（FMCW）机制的穿墙监视系统，加拿大 Akela 公司研究的频率步进（stepped-frequency）连续波雷达（450MHz～2GHz）可用于成像穿墙监视，美国的 Time Domain 公司（1999）研究的 UWB 体制生命探测技术，它可以穿透普通非金属墙，探测到 10m 范围内的活动目标，并可提供距离信息。

美国 OYO 公司生产的 LifeLocator 生命探测仪产品（图2-7）是应用 UWB（超宽谱雷达）技术的一种搜救产品，其主要基于人体在雷达信号的作用下产生的时域多普勒回波来进行分析判断目标区域内有无生命体存在及生命体具体位置信息，同时利用超宽谱电磁脉冲信号对障碍物的强穿透性，结合专业的雷达信号处理算法，最终实现在目标区域中快速探测、搜救幸存者的功能，提高搜救效率。

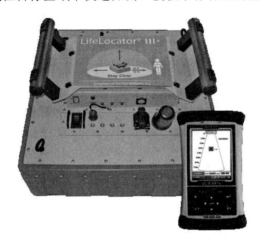

图 2-7　美国 OYO 公司的 LifeLocator 生命探测仪

2）搜救无人机：无人机以其响应速度快、探测覆盖范围广、飞行速度高、定位迅速、不受地形限制、安全可靠、能进入搜救人员不能进入的危险区域等突出优点，使其有可能成为今后搜救的主要空中手段。目前，国外已经有不少单位开展了无人机相关设备的研究，并且在反恐、森林火灾、地震等一些突发事件下的应急搜救方面，取得了较好的成效。

加拿大警方配备的 Dragan Flyer X4-ES 无人机辅助搜寻系统，空中飞行时间45 分钟，装备红外摄像仪与可见光摄像仪，具备白天/夜晚应急搜救能力。地面控制中心可以根据无人机下传的多路视频数据进行搜救目标的快速定位，并通知地面搜救力量展开搜救。该系统目前已经在加拿大警方得到大范围的推广使用，用于民用/警用应急搜救工作。

德国的 Luna 无人机最多可同时携带 6 个（可见光或热红外）视频观察设备，实现对搜救区域长达近 4 小时不同尺度、不同方位的全天候综合观测。地面控制中心可以根据无人机下传的多路视频数据，实现搜救目标的实时识别、定位及锁定、跟踪；同时还可以实现搜救区域的地形场景实时三维重建、视频叠加等处理，为搜救指挥提供基础地理信息支撑。该系统同时也具备战场侦察功能，目前已经在全球十多个国家进行装备使用。

美国军队在战场搜救、侦查方面研制、列装了多种无人机机型，如 RQ-14 "龙眼（dragon eye）" 无人机、"沙漠鹰" 无人机、RQ-11 "大乌鸦（raven）" 无人机、BQM-147 "敢死蜂" 无人机等。这些无人机系统经过了战场实践的检验，在美军战场侦察搜救方面发挥了重大作用，并引导了世界战场搜救无人机技术发展潮流。

总之，就国际上公开报道来看，专门针对伤病员搜救的无人机并不多见。这主要是由于战时伤病员搜寻与平时人员搜寻相比，还具有其特殊的复杂性。一方面，普通人员搜寻过程中，被困人员可以主动发挥作用，通过运动、照明、喊话等发出信号，被无人设备主动发现；而战时伤员搜寻可能由于人员伤势问题，面临的是需要完全被动地发现，这给伤病员搜寻的研究带来了巨大的困难。另一方面，平时人员搜寻（如探险等），人员多可携带引导信标，受困时通过主动信标的方式引导无人机进入受困区；而战时由于受装备编制和信标体积的限制，通常不具备主动信标引导能力。

3）搜救机器人：搜救机器人是研究和应用最早的救援机器人，其研究起源于1995 年日本神户-大阪地震及其后发生在美国俄克拉荷马州的阿尔佛德联邦大楼爆炸案中的救援需求，因此，美国、日本对于此类机器人的研究较早、其技术形式也最为先进，在各类反恐、突发公共卫生事件中已经得到广泛应用。

BEAR（Battlefield Extraction-Assist Robot）是美国 Vecna 医疗设备公司为美国军方研制的一种战场后送救援机器人（图 2-8），据《国防》月刊 2009 年 3 月刊报道，该公司已研发出"VECNA's BEAR"概念样机。机器人为仿人型设计，两臂可以举起近 240kg 的重物。机器人上身采用液压伸缩装置，底部使用履带-腿式复合驱动系统，从而既能在崎岖道路或楼梯上自如行走，又能在平滑地面上快速移动。

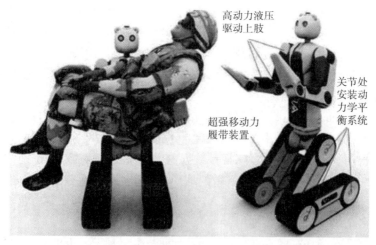

高动力液压驱动上肢

关节处安装动力学平衡系统

超强移动力履带装置

图2-8　BEAR（Battlefield Extraction-Assist Robot）搜救机器人

美国坦克自动化研究开发工程中心（TARDEC）资助了 Daredevil 机器人（图2-9）

项目，该机器人装有超宽谱雷达（UWB）模块，可完成一定的生命探测功能。

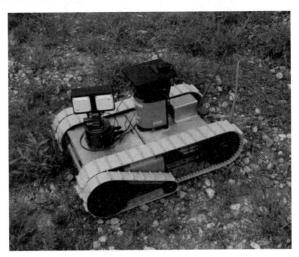

图 2-9　装有超宽谱雷达（UWB）模块 Daredevil 机器人

为降低在受伤士兵施救中的危险，简化前线医疗保障，美国等发达国家很早就开展了类似研究，以火线抢运和战地后送为其主要研究目的，用于代替士兵执行多种战场救护任务。美国《2009 机器人战略白皮书》中明确指出，执行伤员后送任务的 RAER 机器人将在未来 3～5 年投入应用。

如前所述，从美国搜救机器人的发展特点和趋势来看，未来无人化联合搜救系统架构必须是通用性强且性能优异，需满足处理多种协同救援任务的需要，同时还应具备根据不同救援任务组合成不同救援模式的能力，应从系统角度及多机器人协作角度加以研究解决。

（二）国内伤病员搜救装备发展现状

1. 约束式装备　目前，国内相关单位开展的搜救研究，主要集中在约束式搜救模式方面，与生命体征监测结合上还未见实际可用成果。国内某单位在低负荷生命体征监测技术方面开展了 10 多年的研究工作，掌握了呼吸感应体积描记（respiratory inductive plethysmography，RIP）、非粘贴电极式心电监测技术、反射式血氧饱和度检测技术等较核心的生理信号检测技术，研发了背心式、胸带式、帽带式生理监测设备等一些试验原理样机（图 2-10），能够以可穿戴形式获取心电、呼吸、体动、血氧、脉搏等生命体征信息，并在航天员身心状态监测、睡眠医学、移动医疗等方面开展了多项应用研究。

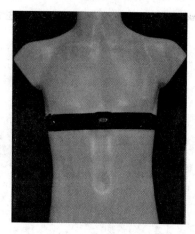

图 2-10　胸带式可穿戴设备

此外，香港中文大学、中国科学院深圳先进技术研究院、上海大学等院校也在逐步开展可穿戴技术方面的研究工作。最有代表性的是香港中文大学的"卫士（Wearable Intelligent Sensors and Systems for e-Health，WISSH）"项目，是在香港创新及科技基金和多家科技公司的大力支持下，由香港中文大学生物医学工程联合研究中心（以下简称"中心"）开展的，WISSH集成了穿戴式节点（如手表、指环或服装）上的多个小型化生物医学传感器及躯域传感网络。中心同时又开展了具有生理参数测量功能的电子织物保健衫（Health Shirt，h-Shirt）研究。与目前已开发的具有生理参数测量功能的电子织物服装相比，该保健衫具有无袖带式血压测量功能，并可利用液体静力学原理完成无袖带式血压测量的校准。以该保健衫为基础，中心将进一步研发可转换式通用保健服（convertible universal health-suit，CUHS），除实现穿着者生理状况和活动情况的监测外，还可以通过实时生物反馈提供治疗及全面的健康管理。与其他已有的可穿戴系统相比，h-Shirt 的技术亮点是它的无袖带血压测量技术，将使可穿戴仪器对血压的连续测量成为可能。

2. 无约束式装备　在无约束式搜救装备方面，利用雷达生命探测、光学生命探测、声波振动生命探测和红外生命探测等技术研究基础积累较好，国内也出现了相关成型产品，并在一些应急救援中得到应用。

在雷达式伤员搜寻方面，2004 年，原第四军医大学研制出我国首台基于连续波（CW）的"雷达式生命探测仪"，通过了军队科技成果鉴定。专家认为整体研究水平居国内领先、国际先进，填补了我国一项空白。中央电视台《新闻联播》等栏目对此进行了报道；2005 年研制出我国首台警用"隔墙探人雷达"，通过了公安部科技成果鉴定；2006 年与中国电波研究所等合作研制成功用于搜救的基于超宽谱（UWB）技术的"雷达式生命探测仪"，通过了国家消防装备质量监督检验中心的检测。该仪器可探测静止人员的呼吸，并能给出目标距离信息。作为中国应急救援队使用的搜救设备，参加了 2006 亚太地区地震搜救演练，并在汶川、玉树地震伤员探测中发挥了重要作用，使我国成为继美国之后，具有自主知识产权、可自主研制该类生命探测仪的国家。

在搜救无人机研究层面，"十一五"国家科技支撑计划项目"在西藏旅游危机预防与应急救援关键技术研究与应用示范"课题中提出"无人机救援"概念并进行实验论证。该课题研究的无人机搜索系统由信标、机载搜索器、无人机、搜救控制中心模块、高分辨率相机、便携式人员定位搜救器六部分组成。其工作原理为：由信标发出信号，机载搜索器确定搜救范围，无人机到达目标，并将搜救者的地理信息、个人信息传送回地面中心，并由高分辨率相机对该区域进行高分辨率拍照以确定区域地貌，搜救人员便可根据便携式人员定位搜救器，找到被搜救者。

此外，2013 年 4 月，在雅安地震搜救过程中，国家地震灾害紧急救援队使用空中搜索探测机器人（又名旋翼无人机）对灾区地形地貌、受损情况进行空中排查，为国家地震灾害紧急救援队的搜救工作提供了参考和依据。2013 年 7 月，中国首架救援用复合式共轴双旋翼无人直升机在辽宁省完成"水域遇险搜救演习"，这是我国搜救史上首次以复合式共轴双旋翼无人直升机完成的水上搜救项目。其任务所拟定为：某水域内因暴雨造成水面上涨，有人被困在河道内。无人机操控人员到达现场后，1 分钟内即可对无人直升机进行调试和安全设备对接，携带救生衣、救生圈等救生器材并拖拽救生引绳平稳起飞，此时搜救控制中心模块实时回传了无人直升机返回的图像，可以在近百米宽的水域范围内准确地将救生绳及救生器材投放给被困人员。

在搜救机器人研究层面，我国的灾难救援等危险作业机器人研究起步较晚，但是近年来引起了越来越多的关注，并取得了一定的研究成果。沈阳自动化研究所、哈尔滨工业大学、国防科技大学、上海交通大学、广东富卫公司等单位均取得了一些研究成果。

二、伤病员搜救装备的发展趋势

现阶段伤病员搜救系统需加强以下几方面。

1.寻找-通信-生理监测一体化。提高救护能力，发现伤病员，并对伤病员定位，是伤病员搜救装备的基本功能。随着技术的发展，监测伤病员的脉搏、体温、呼吸、血压等生命特征，评价伤病员的生理状况，并将相关信息融入战时无线电局域网或地理信息系统，不仅增强了伤病员的搜救能力，而且帮助救护人员掌握伤病员的伤情，提高救护能力，重视"无约束伤病员搜救技术和装备"，增强了实用性。无约束伤病员搜救装备具有被搜索对象无须佩戴发射器、传感器等辅助设备的优势，搜索范围可达数百米，具有更强的实用性，因而是伤病员搜救装备重点发展之一。非接触雷达式生命参数探测技术、雷达成像技术和热力测向技术是研制无约束伤病员搜救装备的关键技术。

2.注重多技术融合，提高搜救能力。有效利用红外、微光可视、雷达、通信、北斗、传感器、机器人等技术，使各技术之间、不同搜救装备之间功能互补，以便有效提高搜救能力。

3.注重机动和灵活性，便于个人携行和使用。伤病员搜救装备多为卫生救护人员使用，因此要求机构简单、便于操作，具备智能化自动搜救功能。

4.注重搜救机器人的研发与运用，主要用于战争或地震、火灾、矿难等发生后，在废墟中搜寻幸存者，并给予必要的医疗救助。

第三节　伤病员搜救装备的技术要求

伤病员搜救装备种类很多，所用技术也不相同，伤病员搜救往往受气候条件、地理环境、黑夜等许多外界因素的限制，因此对伤病员搜救装备的战术技术要求也不一样。但不论使用哪种装备，其主要技术指标的一般要求是：①功能明确，具有明确的搜寻范围、距离；②灵敏度高，能快速发现伤病员，受环境条件影响小；③安全性、隐蔽性好，对操作者无损害，同时不易被敌方探测发现；④环境适应性强，工作温湿度和储存温湿度应符合国家标准；⑤勤务适应性好，便于携带，便于运输，较小的体积和重量；⑥可靠性高，工作可靠，坚固耐用，具有一定的抗冲击、振动能力；⑦电源适应能力强，能交、直流两用，并具有一定的抗冲击、振动能力；⑧电磁兼容性好，具有一定的抗电磁干扰能力，自身的电磁泄漏应符合国家标准；⑨维修性好，应能方便地进行维修和保养；⑩操作简单、方便，操作人员经简单培训，即可使用。

一、夜视装备的主要技术要求

夜视装备主要用于夜间或黑暗中搜寻伤员、观察目标。其主要技术指标要求如下。

1. 视场　根据不同类型的夜视装备，视场为4°～20°时可满足搜寻需求。
2. 放大率　一般放大率在2～5，可满足搜寻需求。
3. 调焦范围　一般调焦范围在数米至无限远。
4. 作用距离　至少达数百米。
5. 电源　要求功率低，电池供电。
6. 工作时间　一般要求连续工作时间≥2小时。
7. 体积、重量　一般要求可手持使用。

二、电子、音响类伤病员搜救装备的主要技术要求

电子与音响类伤病员搜救装备形式多样，其主要工作原理为：采用无线电遥测、定位技术来寻找伤病员；采用微波探测技术探测伤病员；通过监测音响和振动来发现伤病员等。其主要技术指标要求如下。

1. 工作频段　对无线电系统而言，首先要选定工作频段；对音响和振动监测仪而言，要确定其检测频段范围，一般为 0 到数千赫兹。

2. 工作方式　对无线电系统而言，一般采用全双工工作方式，收发双方能进行应答，并可传输数据。

3. 作用距离　采用无线电搜寻时，要求作用距离≥1000m。采用微波探测或音响、振动监测技术搜寻被介质掩埋的伤病员时，一般要求作用距离为数十米，穿透砖混结构介质厚度≥2m。

4. 定位精度　采用无线电搜寻时，依靠天线测向进行定位，一般要求天线波束宽度≤10°；采用 GPS 定位时，其定位精度≤3m。

5. 电源　要求功率低，电池供电。

6. 工作时间　一般要求连续工作时间≥2 小时。

7. 体积、重量　体积小、重量轻，特别是采用无线电搜寻时，个人佩戴部分一般要求其重量≤100g，主机要求手持使用。

三、搜救机器人的主要技术要求

搜救机器人是一个多学科交叉研究领域，涉及电子通信技术、机器人的机构设计、机器人控制技术、计算机控制方法、计算机图像处理、计算机图形学、虚拟现实技术、医学和微创伤手术方法等多项高新技术，涉及面广，研究内容广泛，具有相当的难度。目前在国际上，高新机器人技术在医疗领域的应用正在形成一个新的产业。世界各国均已经开始关注这类医疗电子设备的研究与开发，也正是因为其具有很高的科技含量，使得各国的研制大多处于高度保密状态。

第四节　几种典型的伤病员搜救装备

一、约束式伤病员搜救装备

（一）PKB 无线搜救系统和 OMEGA 无线搜救系统

德国研制的 PKB 无线搜救系统和 OMEGA 无线搜救系统，可用于局域伤病员寻找，且两种系统可以互补使用。

1. PKB 无线搜救系统　PKB 无线搜救系统由两部分组成，第一部分是个人携带的微型发射机 PKB0102，它可以佩戴在皮带上，具有接收 9kHz 无线电信号

和发射 455kHz 无线电信号的功能，用 1.5V 碱性电池供电，如果仅处于接收状态，电池平均寿命可达 2.5 年。第二部分是个人定位单元 POG0102，它主要用来对佩戴有 PKB0102 的人员进行定位，包括一个手持式方向天线和便携式主机，采用电池供电。它可发射 9kHz 信号，并可接受 455kHz 信号，以完成与 PKB0102 之间的双向应答。虽然其搜寻距离为数十米，但具有较好的穿透障碍物能力。

2. OMEGA 无线搜救系统　OMEGA 无线搜救系统由呼救信号器 NSG201、个人定位系统 POG201、移动控制中心 Z-NSG201 三部分组成（图 2-11）。系统采用低频磁信号和无线电信号配合使用，既扩大了搜寻范围，又解决了穿透问题，能有效发现被废墟等掩埋的伤员。呼救信号器 NSG201 是个人佩戴装置，能发射、接收低频磁信号，并能接收和发射无线电信号。其采用编码调制，能对不同人员进行区分，具有声、光发生器，能发出声光报警信号，同时带有温度、压力传感器，并能监测佩戴人员的运动状态，具有静止状态报警功能，当该功能启动后，如果佩戴者在一定时间内静止不动，就会自动发出报警求救信号。移动控制中心 Z-NSG201 主要由无线电发射与接收装置和便携式计算机构成，计算机用来分析接收的数据，并对被搜寻目标进行区分识别，显示其相关资料。它能接收 NSG201 发来的报警求救信号，同时也可以对 NSG201 发送控制指令信号。个人定位系统 POG201 主要由低频磁信号发射、接收装置和手持式天线构成。当伤病员被埋在废墟下面，用 NSG201 的声光报警信号难以发现时，可用 POG201 进行定位寻找。POG201 发出低频磁信号，具有很好的穿透能力，当 NSG201 接收到该信号后，启动发射机，同样发射应答低频磁信号，POG201 接收到该信号后，用天线进行寻找、定位，POG201 捕获 NSG201 的应答信号所用时间小于 20 秒，可以在 20m 内准确定位，定位误差不超过±10%。

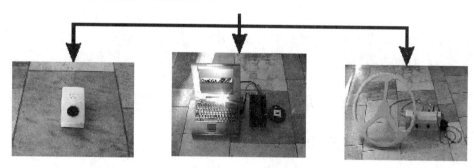

图 2-11　OMEGA 无线搜救系统的构成

NSG201 的主要技术参数如下。

电源：　　　　　　　　　　专用电池供电

工作时间：　　　　　　　　20 小时（标准工作方式）

<table>
<tr><td></td><td>3 小时（连续工作方式）</td></tr>
</table>

重量： 120 g（不带电池）

200g（带电池）

体积： 150mm×50mm×15mm

无线电发射机输出功率： 1W

无线电搜寻距离： 2000m

低频磁信号搜寻距离： 20m

定位精度（20m 内）： ±10%

当 NSG201 的佩戴者受伤、受困而需要求救时，即可手动发出求救信号，并声光报警，移动控制中心 Z-NSG201 接到求救信号后，可显示求救者的身份和基本资料，依据求救信号进行寻找，同时声光报警信号为搜寻者提供帮助和方向指引。如果求救者无力手动发出求救信号，传感器和静态监测装置根据监测的情况，可自动发出求救信号。移动控制中心 Z-NSG201 也可对指定目标进行寻找，它可对指定目标发出指令信号，相应的 NSG201 接收到信号后，启动声光报警功能，帮助指引搜寻者发现目标。当 NSG201 的佩戴者被废墟等遮挡或掩埋，声光报警不起作用时，可用 POG201 进行定位寻找，NSG201 和 POG201 可以用低频磁信号进行双向应答，POG201 捕获到 NSG201 呼救信号后，用天线进行定位，从而发现伤病员。

（二）玫瑰-MT 伤员标记寻找仪

玫瑰-MT 伤员标记寻找仪是一种典型的电子寻找仪，由 1 个测位机、5 架便携式发送器、1 组电池、1 台供电监视仪和包装箱组成。使用时把一架接通电路的发送器留在伤员集合地，向空中发送规定波长的无线电信号，位于寻找地点的测位机即可接收这些信号。寻找人员利用指明的信号方向和信号强度，逐渐接近掩蔽地点。定向搜索半径达 500m，从 300m 距离可保证清楚地判定伤员集合地位置。发送器和测位机的启动时间分别是：不接电源需 15～20 秒，接电源需要 3 分钟。1 组电池的连续工作时间为 8 小时，测位机重 800g，发送器重 300g。

（三）BioHarness 3 伤员搜救整体解决方案

BioHarness3（图 2-12）是美国 Zephyr 公司研制的一款可佩戴产品，可实时采集心电、呼吸频率、心率、皮肤温度、姿势等生理参数，有智能胸带和智能 T 恤两种样式。其产品特点是：可长时间佩戴；可水洗；支持蓝牙传输；充电电池支持 24 小时连续监测；防水深度可达 1m。新西兰 Tait 公司在 BioHarness3 的基础上结合自己公司的通信设备开发了搜救解决方案，利用集成 GPS 功能的手台与 BioHarness3 进行蓝牙通信，手台组网可将区域内的团队生理信息整合到平台软件上，可实时对区域内团队成员进行监控，有突发事件时采取对应措施。

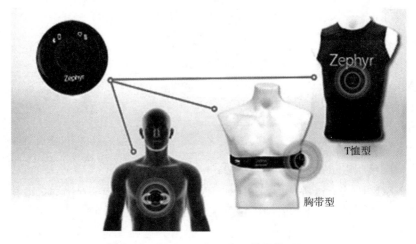

T恤型

胸带型

图 2-12　BioHarness3 生理信号检测器

（四）SafeLink R10 落水人员卫星搜救定位仪

SafeLink R10 是英国马克默多（McKardol）公司的一款产品，在海上发生事故时，当穿有佩戴 AIS 信标的救生衣人员落入水中后，启动设备开关，将自动发送目标幸存者的信息，包括 AIS 警报信息、高精度 GPS 位置信息和一个唯一的序列号码。装有 AIS 自动识别设备的直升机或搜救船只接收到紧急遇险信号，迅速锁定落水者，大大缩短了救援时间。

二、生命发现者

生命发现者（the life finder）是美国专业安全公司（Professional Safety Inc）研制的手持式产品。主要用于能见度不良条件下，尤其是夜间对伤员的寻找，它通过红外探测热源发现目标，灵敏度高，能检测出很小的热差变化，对移动目标很敏感。体积小，重量轻，价格低，机动性能好。

主要技术指标如下。

电池：	9V 碱性电池 1 节
电池工作时间：	工作时间为 15～20 小时
工作电流：	最小工作电流为 13mA
最大工作电流	33mA
尺寸：	直径 3.8cm，长度 15cm
重量：	173g
显示：	10 段 LED 图形显示方式
工作温度：	-17～+100℃

探测器： 锂钽双耦合热电传感器

搜寻距离： 最大搜寻距离为 1000m（识别人体大小的动物）

在树林中搜寻距离为 200m（识别人体大小的动物）

在 50m 距离内，可以发现水下 5m 处的目标

注意：该仪器不能穿过玻璃和固态物质来探测目标。

三、DELSAR 生命探测器

DELSAR 生命探测器是美国 DELSAR 公司生产的产品，主要用来搜寻被障碍物（如废墟等）遮挡的难以发现的伤员，但它要求伤员能够活动、敲击或呼救，在这种情况下，该探测器能通过传感器检测到通过固体物质或空气传播的振动或声音信号，并定位发现伤员。DELSAR 生命探测器的首次应用是在 1988 年美国地震中，用来搜寻幸存者，此后经不断的改进和发展，成为搜寻遇难者的主要装备之一。

1. 主要技术性能指标

振动传感器的输入阻抗： $\geqslant 6\mathrm{k}\,\Omega$

万向麦克风的输入阻抗： $\geqslant 2\,\mathrm{k}\,\Omega$

对讲探头的输入阻抗： $\geqslant 2\,\mathrm{k}\,\Omega$

立体声耳机输出功率（可调）： $0.13\mathrm{W}/60\,\Omega$

频率范围： $1\sim3000\mathrm{Hz}$

声音滤波器： 高通 100 Hz

电源滤波器： 陷波频率 50Hz 和 60Hz

杂音滤波器： 低通 600Hz

振动、声音传感器频率范围： $1\sim3000\mathrm{Hz}$

抗震动能力： $>1000\mathrm{g}$

1 号电池盒最大工作时间： 24 小时（20℃时）

2 号电池盒最大工作时间： 60 小时（20℃时）

直流输入电压： $18.8\sim28.8\mathrm{V}$

AD 转换，AC 线性频率范围： $47\sim63\mathrm{Hz}$

AC 工作电压： $100\sim240\mathrm{V}$

储存和运输温度： $-40\sim+70℃$

工作温度： $-30\sim+60℃$

主机体积： $190\mathrm{mm}\times146\mathrm{mm}\times89\mathrm{mm}$

主机重量： 1.5kg

传感器体积（直径×高）： 62mm×86mm

传感器重量： 410g

运输包装体积： 610mm×229mm×533mm

航运重量（4 个传感器）： 18.0kg

航运重量（6 个传感器）： 20.7kg

采用 2 路模拟输出连接喇叭、自动记录、远距离控制数据输入和输出；LED 显示任意 2 通道幅值或所有通道的幅值和，动态范围 60dB；电池供电、低压报警、采用碱性电池。

2. 主要特点

（1）体积小、重量轻、成本低。

（2）采用振动、声音定向传感器，检测频率范围宽，可达 0～3000Hz。

（3）同时能监测 6 个传感器，也可以采用 2 或 4 个传感器。

（4）同时显示 2 个传感器的幅度值。

（5）具备普通声音和立体声音监听功能，并能和伤员双向通话。

（6）采用标准碱性电池。

（7）即使保存生命探测器 2 年，电池仍有 90%以上的容量。

（8）采用微处理器、表面安装技术。

（9）采用防水结构处理、多路显示、超强滤波、动态范围宽。

（10）带有远距离遥控控制接口，具有自动检测传感器联接和电源的功能。

四、英国 HHTI 手持热像仪

HHTI 手持热像仪是英国研制的第三代夜视器材。

主要战术技术指标如下。

视场： $20^o \times 8.6^o$（宽）、$8^o \times 3.4^o$（窄）

放大率： 2 倍（宽）、5 倍（窄）

调焦范围： 5m～∞

最小可分辨温差： 0.3K（1K=-272.15℃）

工作波段： 8～12μm

电源功率： 9.5～12V，功耗 0.4W（12V）

电池寿命： 1.75 小时

气瓶工作时间： 4.5 小时，启动时间 15 秒

作用距离： 2100m

外形尺寸： 470mm×210mm×160mm

重量： 5kg（包括电池和气瓶）

五、雷达式非接触生命参数探测系统

我国自行研制了一种雷达式非接触生命参数探测系统，在距离 20m、穿墙探测的情况下探测到的呼吸信号及其 FFT 分析结果如图 2-13 所示，屏住呼吸后的心跳信号及其 FFT 分析结果如图 2-14 所示，可以清楚地探测出伤员的呼吸和心跳信号，从而发现伤员。

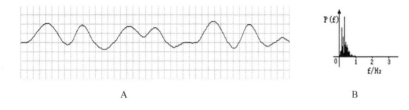

图 2-13　呼吸信号（A）及其 FFT 分析（B）

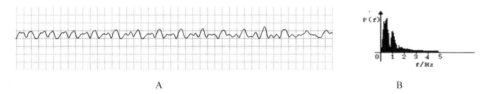

图 2-14　屏住呼吸后的心跳信号（A）及其 FFT 分析（B）

SJ-3000 搜救雷达（图 2-15）采用了先进的超宽谱（UWB）生物雷达技术，不仅能探测目标有无，而且具备探测目标距离的能力。该仪器穿透力更强，可广泛应用于爆炸、地震、塌方等发生后，被埋于倒塌建筑物、废墟、土壤、岩石等复杂环境中的人类存活者的快速探测和搜寻。SJ-3000 是国内首台具有自主知识产权的 UWB 雷达式生命探测仪，目前国际上仅有少数几个国家能研制该类设备。该仪器自由空间探测距离可达 20m，穿透废墟设计深度可达 10m。

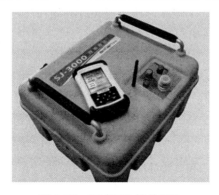

图 2-15　SJ-3000 搜救雷达

FKSJ-7000 多目标、多方位生命探测雷达利用国际先进的多通道超宽谱（UWB）生物雷达技术，结合特殊的生物医学信号处理技术，不仅能快速检测到废墟里深埋存活人员的生命迹象，而且能区分和识别多个生命体目标，并且给出目标的距离和大致方位。

六、LifeGuard™ 心跳介电场式生命探测器

美国 DKL 公司的 LifeGuard™ 产品是目前世界上最先进的搜救仪器之一，其以被动接受方式侦测远端微弱心跳介电场的方向，并只侦测存活的人类，而不受其他动物的干扰，能穿越钢板、水泥、复合材料、树丛等各种障碍物，侦测距离在开放空间可达 500m，水面上可达 1km 以上。该产品体积轻巧，携带方便，操作简单。

七、Sea Scan HDS Towed System 水下搜救声呐

Sea Scan HDS Towed System 水下搜救声呐是美国 Marine Sonics 公司的畅销产品，专门为水下搜救设计，特点是小巧轻便、运行可靠、分辨率高、价格适中。到达现场后 10 分钟内即可开展搜救工作，主机为防水型设计，即使刮风下雨也能很好地工作，内置高亮 LCD 屏幕，克服了普通屏幕白天无法看清图像的问题。系统操作简便，采用最先进的电子技术，设置有目标标记和辨识功能。系统采用 12V 蓄电池供电，简单安全。

八、搜救机器人

RoboCue 是日本东京消防厅研制的一种救援机器人，被设计用来在灾害现场尤其是在爆炸现场搜索确定受害者的位置并将受害者撤离危险区，其对于自然灾害救援也同样适用。它利用超声波传感器和红外摄像机确定被困人员的位置，使用机械臂将伤员拉到车上并送到安全地带，此外，它还配备了车载氧气瓶。

爬行者（Crawler）是日本横滨警察署研发设计的一种救援机器人，能将灾害遇难人员转移到安全地带。该机器人内部空间舒适，承载极限为 250 磅（1 磅 =0.45kg），可作为"舱体"将伤员安置转移。虽然它的搜救功能有限，仅配备一台标准红外摄像机，但该机器人的主要作用是将被困人员运出危险区域并保证过程安全，相当于一副"电子担架"。而在"舱体"内安置的传感器，还可以在转移途中监测伤者的出血量和其他生命体征。

第三章

包 扎 器 材

第一节　包扎器材的概念与分类

一、概念

伤口包扎是灾害救援现场急救和院外抢救中极为重要的一个环节，包扎的主要作用是隔离覆盖伤口，防止进一步损伤和污染创面，维持伤口处于相对稳定的环境；在伤口局部加压起止血作用；吸收渗出液，维持适宜的干、湿度，抑制细菌繁殖，避免感染；增加伤员的舒适度，保暖；协助矫形等作用。因此，包扎器材是灾害救援现场急救和院外急救的必要物质条件。

包扎器材是以纤维材料为基材，具有止血、吸渗、抑菌、镇痛和降低二次损伤功能，用于创面贴敷裹覆保护的一次性现场急救器材。包扎器材包括各种急救包、功能纱布和敷料等。

包扎器材最基本的形态是弹性柔软纺织品。我国最古老的医方著作《五十二病方》中记载："伤者，……以陈缊（傅之）"和"令金伤毋痛，……裹以缯臧。"讲的是利用麻絮和丝织品包扎冷兵器伤，棉纤维具有良好的吸水性和保温性、一定的耐热性、较强的耐碱性和机械强度，一直都是包扎器材的主要原材料。三角巾急救包、压缩绷带卷、压缩灭菌纱布块、烧伤灭菌纱布块的主要材料也是棉纤维。合成纤维从 1935 年尼龙 66 开始，黏胶纤维、锦纶（尼龙）纤维、丙纶纤维、涤纶纤维、维纶纤维等合成纤维及高弹性医用硅胶逐渐应用于包扎器材。随着生物材料改性技术、纳米材料制备技术的发展，几丁质/壳聚糖类纤维、海藻酸盐类纤维、胶原、明胶、纳米银、远红外陶瓷粉末等材料也都相继成为制备包扎器材的新型材料，进一步提高了包扎器材的止血、抑菌、促伤口愈合及改善微循环等功能。壳聚糖和藻酸盐复合纤维已应用于中国人民解放军新型烧伤急救包，在防止与创面粘连的基础上，提高了敷料促进伤口愈合的作用。

包扎器材属于医疗耗材，我国是棉质绷带、纱布片、药棉等低值包扎器材的主要生产国，占欧盟同类产品的 90%以上，国际市场的 60%～70%，是我国出口品类中的第一大类，也就是说我国包扎器材的水平代表了世界平均水平。但必须承认在高端包扎器材方面，如针对压疮、溃疡等创面的包扎，我国产品与欧美发达国家产品在高端性能方面仍有一定差距；同时在人机功效学、设计美学及产品包装设计等方面仍需进一步提高。

纱布绷带、弹性绷带、石膏绷带、创可贴等包扎器材属于一类医疗器械；止血海绵、医用脱脂棉、医用脱脂纱布等包扎器材属于二类医疗器械；泡沫类敷料按照三类医疗器械管理。

二、分类

包扎器材可以按照包扎作用、材质、功能及结构形式等方法进行分类。

（一）按包扎作用分类

可分为绷带类、固定胶贴类、功能纱布和敷料类 3 种。

1.绷带类　用于固定的非胶黏性材料有普通包扎绷带和塑性绷带两种。普通包扎绷带由不含弹性丝的织物制作，通过缠裹肢体起到包扎固定的作用。过去多采用棉布。新型产品多采用多层复合，如加入活性炭层吸附肢体分泌物；肢体接触面采用柔软疏水纤维层，增加皮肤舒适性。外侧可采用亲水纤维便于汗液的挥发。塑性绷带类有弹性绷带、特殊部位网状包扎绷带等。这种绷带由纯棉线和特殊膜组成的乳胶制品经过加工制成针织物，总体特征是包扎压力适宜、弹性和拉伸变形大，包扎时可以很好地贴附在肢体表面，能够有效固定防止滑脱，具有操作简便快速、无过敏反应、透气性好及美观舒适等特点，适合全身各处包扎。特别对头部、活动关节、脚、手、肩、臀等不易包扎部位，具有良好的包扎性能。还有一种采用聚氨酯多孔泡沫塑料作为包扎器材，结合尼龙搭扣固定于肢体的绷带。这种绷带具有各向相同的弹性，适用于较复杂部位的包扎。

2.固定胶贴类　有自黏性绷带、矫形绷带等。用于固定的胶黏性材料有粘贴性绷带和纱布、黏合性绷带和纱布、聚丙烯酸胶布和氧化锌橡胶布等。自黏性绷带或纱布是在织物、非织造布或塑料膜上涂满一层或微粒分散的胶黏剂（橡胶、聚丙烯酸、天然胶乳），从而实现贴合或自行黏合。自黏性绷带多采用低致敏丙烯酸酯黏合剂。黏合剂多以点状分布在纤维表面，黏合剂不会影响伤口水汽透过，透明医用胶带同时起包扎和固定作用，通过医用黏合剂可以和皮肤紧密结合，可以直接粘贴于伤口，隔离细菌。透明固定绷带可用于固定静脉导管，良好的透气性降低了潮气积聚，减少感染机会，屏蔽细菌，易于观察，良好的防水性还允许淋浴。矫形绷带中高聚物固化矫形的新一代产品，可以克服石膏绷带的缺点。浸渍聚氨酯预聚体的绷带，采用聚丙烯纤维体，矫形强度高，非支撑部位只需3~4层，支撑部位5~6层即可；重量轻、耐磨损；透气性和透X线性好；可以预防瘙痒、臭气和皮肤细菌的感染，从而避免皮肤萎缩的发生；抗水性好，绷扎期间可以淋浴。这种绷带遇空气发生硬化，具有在包扎固定前几分钟打开即可的优点，适合于各部位。

3.功能性纱布和敷料类 有X线摄影纱布、止血敷料、药物敷布等。X线摄影纱布使用的材料为聚丙烯、聚酯和聚氯乙烯纤维，纤维中加入硫酸钡。止血敷料原材料有改性纤维素、胶原、壳聚糖、藻酸钙、交联葡聚糖等。主要特点是吸附血液膨胀，可生成凝胶，一些材料能直接或间接激活凝血系统，引发凝血。药物敷布有手术用消毒敷料（如洗必泰敷料）、药物软膏类敷料（如红霉素敷料）、中药油液敷料（如紫榆三黄油纱布）等。

（二）按材质分类

可分为天然材料类、人工合成材料类两大类。

1.天然材料类 包括天然多糖类、动物体组织类和无机类材料3种。

（1）天然多糖类包扎器材：天然多糖类包括纤维素及其衍生物、甲壳素及其衍生物、海藻酸钙等。传统的包扎器材有棉、麻纤维等，可制成消毒棉、纱布、绷带、敷料，它们具有良好的吸水性和一定的保温性、耐热性和耐碱性。但它们吸收分泌物后，常会因渗出物的污染而引起伤口感染，而且揭除敷料时会粘连伤口，因此使用中存在很大的缺陷。

从纺织技术方面改进棉质材料，通过多种工艺制成非织造布，其纤维分布均匀，毛细管作用力强，吸湿性和柔软性大大提高，有利于预防感染。既可单独作包扎器材，又可与其他材料复合制作包扎器材。

化学性纤维素是将可溶性基团接枝到纤维结构上，如将纤维素纤维与含有亲水性乙烯基类单体在溶剂、催化剂作用下进行非均相接枝共聚，可以提高材料的吸附性和止血性。

藻酸盐也是天然多糖类敷料的一种原料。由海藻钙为原料制备的绷带，吸湿能力是棉制绷带的4倍，并能有效加速伤口的愈合。用于临床治疗内脏外伤出血，具有止血快、组织反应小、操作简便、能够在人体内较快被生物降解等优点。

壳聚糖是用甲壳素经碱处理脱乙酰基后制取，用它制成海绵、薄膜或真菌菌丝，使用后可自行吸收，不引起过敏，还能加速伤口的愈合；对大面积烧伤有保护作用，能促进皮肤再生；用纤维制成医用非织造布，可以在烧伤创面和供皮区使用，不仅起到覆盖、保护创面的作用，而且抗原性低。

葡聚糖是一种典型的多糖，非交联状态具有水溶性。将葡聚糖用环氧氯丙烷交联，由于带有大量的羟基而具有很大的亲水性，遇水可成凝胶。用它制成的纤维材料用于外科敷料，吸附伤口渗出液、血液和脓液，适用于特殊溃疡的救治。

（2）动物体组织类包扎器材：动物体组织类包扎器材主要用于治疗烧伤和皮肤移植。是利用动物组织衍生物制成的敷料，如胶原敷料、纤维蛋白敷料等。胶原易于大量分离、纯化，其免疫原性及水蒸气的通透性可以调整，作为一种生物性创伤包扎器材具有许多独特的性能，如对细胞的高亲和力，可作为药物释放介质等。胶原海绵，即便进行了高度交联后，仍可保持很好的吸液与止血性能。蚕丝经 $NaCO_3$ 处理后得到的丝素也可用于浅度烧伤和整形去皮区等早期无感染创面和无菌手术创面的治疗，加入抗菌药物适用于创面覆盖。

（3）添加无机类材料的包扎器材：添加无机非金属材料的包扎器材是在绷带或敷料中使用活性炭纱布或是将活性炭经过科学配制和特殊工艺制成一种具有优良吸附性和引流性，对人体无毒、无害、无过敏反应，可以取代医用纱布的特种碳纤维卫生材料。它可用于治疗各种外伤，能有效吸附人体外部创面上的分泌物和有害物质，使创面干燥、消肿，消除了细菌繁殖及存活的外部条件，因而可以防止创面发炎、溃烂，减少手术后的并发症，具有比医用纱布更为明显的优点。金属材料有真空镀铝包扎器材，高纯度金属铝在高真空度、高温下直接升华，均匀分布在非织造布表面，可以有效防止粘连创面和伤口感染。

2.人工合成材料类　人工合成材料基本上都是亲水性高聚物，按材料的形式又可分为薄膜类包扎器材、水胶体类包扎器材、水凝胶类包扎器材、泡沫类包扎器材、液体类包扎器材等。

（1）人工合成聚合物薄膜包扎器材：薄膜类包扎器材是在生物医用薄膜的一面涂覆上压敏胶而形成。制作薄膜的材料大多是一些透明的弹性体，如聚乙烯、乙烯-醋酸乙烯共聚物、改性聚丙烯腈、聚乙烯醇、聚四氟乙烯、亲水性聚氨酯和硅氧烷弹性体等。硅橡胶薄膜具有良好的透氧、透二氧化碳特性，以及与水分蒸发量相近的透湿性，对人体无毒、无害、无过敏。聚二甲基硅氧烷包扎器材具有稳定的物理和化学性质，不溶于水，加热后不发生化学反应，透气性好，有一定的黏滞性。将聚二甲基硅氧烷和自黏性胶制成硅胶膜敷料，用于治疗或预防烧伤、创伤手术后引起的瘢痕和瘢痕疙瘩有显著疗效。

（2）水胶体类包扎器材：水胶体类包扎器材是将亲水性胶体骨胶、果胶和羧基甲基纤维素等混合物颗粒，均匀粘接于具有黏性和弹性的中间层（常为聚异丁烯），中间层黏附在通透性很低的高聚物膜上。其中水解胶体在混合的过程中掺入液状石蜡和橡胶黏结剂，使得包扎器材比较容易黏附在伤口上，但这种包扎器材比薄膜厚得多。水解胶体类敷料几乎不能通透水蒸气，它是靠水解胶层对渗出物进行吸收的，胶体层吸收大量渗出物，数小时后可能变质，发出臭气和流出棕黄色流体，可能污染伤口。

（3）水凝胶类包扎器材：水凝胶是一类具有亲水基团、能被水溶胀但不溶解于水的聚合物，它在水中溶胀至平衡体积仍可保持其形态。水凝胶允许溶于其中的低分子量（<20 000）物质从其间渗透扩散，具有类似细胞膜的特性。许多水凝胶类似于含有大量水的人体组织，具有较好的生物相容性。水凝胶类包扎器材是在可渗透的聚合物衬垫上使用了水凝胶材料。常用医用水凝胶主要包括聚甲基丙烯酸羟乙酯（PHEMA）、聚丙烯酰胺、聚乙烯醇、聚电解质络合物、聚乙烯吡咯烷酮、多糖类，其中聚丙烯酰胺亲水性最强、生物相容性好。聚合物衬垫阻止了伤口表面的脱水和干燥，而水凝胶材料的部分水合结构可连续吸收伤口的渗出物。但大量吸收渗出物后可因胶体的膨胀而导致敷料与伤口分离，给细菌的侵入繁殖提供了机会，因此敷料应具有足够的绑扎性。

（4）泡沫类包扎器材：泡沫类包扎器材的结构具有多孔性，有较大的吸水性，具有较强保护伤口免受机械损伤、控制热量损失、吸收渗出液的作用，可较好地减轻患者疼痛。对氧气和二氧化碳几乎能完全透过。缺点是由于创面生长时纤维血管及修复组织易长入孔隙内，去除包扎器材时可能造成再次损伤。泡沫类包扎器材可制成各种厚度，并且对伤口有良好的保护功能，加入药物后还可促进伤口的愈合。当大面积使用时可能造成揭取困难，同时在创面遗留泡沫碎屑，增加瘢痕。为防止水分的过度散失，以及增加强度，泡沫海绵型通常与结构致密的膜制成复合结构。

（5）液态包扎器材：液态包扎器材可采用喷涂等方法薄薄地将其涂覆在皮肤上，这类材料能够迅速固化成膜，起保护创面的作用，因此又被称为喷涂包扎器材。目前此类材料多为α-氰基丙烯酸烷基酯类，与组织相容性取决于烷基的长度，氰基丙烯酸甲酯的相容性最差，随着烷基链增长，与肌体的相容性逐渐加强，但是聚合速率将减慢。液体类敷料中可添加抗菌消炎药物。喷涂类敷料α-氰基丙烯酸辛酯黏合速度快，用于任意形状的创面，可在任何条件下使用。国内使用较多的是α-氰基丙烯酸辛酯。

（三）按功能和结构形式分类

可分为三角巾和绷带卷、炸伤急救包、烧伤急救包。

（1）三角巾适用于全身各部位包扎，绷带卷多与纱布块配合使用，主要用于小面积冷兵器伤和小面积火器伤，起一般性包扎止血隔离作用。

（2）炸伤急救包主要用于大面积的火器伤，如炸弹、炮弹、贯通伤的包扎。

（3）烧伤急救包采用聚酯真空镀铝与非织造布复合结构，使创面保持干燥，尽量维持体内环境稳定，有效抵御微生物入侵，临时性防止细菌进入血液，适用于烧伤的紧急救治。新研发的烧伤包扎器材使用壳聚糖纤维复合非织造布吸附层和隔菌纤维层。

第二节　包扎器材的现状与发展趋势

一、现状

包扎器材的发展与医用纺织品技术及纺织材料学的发展息息相关。这个过程大致可以分为 4 个阶段。

（一）传统包扎阶段

20 世纪 40 年代以前，医用纺织品走过了十分漫长迟缓的进程。这一阶段中包扎器材与装备如纱布、绷带、敷料等，一般使用棉纤维等天然高分子材料为原料，以传统的纺织方法成纱、成布。

（二）复合材料应用阶段

20 世纪 40~80 年代，现代科学技术发生了极大进步，包扎器材也出现了飞速发展，1935 年 2 月 28 日，美国杜邦公司首次合成纤维尼龙 66，1938 年开始生产。接着在第二次世界大战后，随着纺织技术和高分子改性、合成工艺的进步，医用纺织品的极大丰富，带动包扎器材和装备进入了高速发展的新时期，各种新型生物降解纤维及织物进入医疗领域。这些纤维、纱线和织物在传统应用基础上又增加了许多医疗功能，如止血、消炎等药物功能。美国杜邦公司 20 世纪 60 年代开发聚乙烯非织造布后，抗菌包扎器材开始广泛应用。20 世纪 80 年代，绷带、包扎包、敷料等均采用了非织造布，材质发展为棉、麻、烯烃类、聚酯类、聚酰胺类纤维、粘胶、浆粕等；包扎器材的形式也由单层发展到多层复合，以集成多种功能。为防止创面与纱布粘连，这一时期的包扎器材与伤口接触面一侧多采用真空镀铝处理，或采用镀铝聚酯材料。生物医学工程学的建立更是从多角度、多学科促进包扎器材的发展，国外在 20 世纪 80 年代初期开始广泛研发生物功能性纤维，包扎器材和装备具有组织相容性、血液相容性、生物体吸收性等特点，这些纤维材料主要有胶原、甲壳素、海藻酸盐及改性纤维素。超强吸水材料的发展也促进了包扎敷料的进步。化纤弹性纤维的研制成功提高了弹性绷带的性能。

包扎器材的制备工艺也有了很大进步。采用特殊工艺使黏合剂以超细颗粒状附着于纺织纤维表面或非织造布的特制波纹褶皱的波峰顶点，既不影响绷带的柔软性和弹性，又使绷带能够牢固贴附，不易松弛，能够解决身体活动部位绷带的滑脱问题。药物包覆工艺，使包扎敷料能够结合活性炭、金属银或锌的微颗粒或离子、活性阳离子或阴离子型药物等，还可以控制这些药物的释放速度，能够提高伤口的抗感染、抗溃疡组织能力，并促进肉芽组织生长。特殊部位的绷带，如专门包扎头部、脚部、手部、肩部、臀部的绷带，基本上都是由弹性纤维织造的。

（三）多功能材料应用阶段

20 世纪 90 年代以后，纺织工艺的提高不断促进包扎器材的发展。国外装备更是集成防水、透气、防菌等功能，材质既保持了良好的透气性，又保持了良好的透明性。同时还出现了代替医用胶布的包裹固定敷料，具有良好的 X 线透过性能，可代替石膏的树脂固化绷带等。同时还出现了添加抗菌纤维的医用敷料、创可贴、外伤绷带等产品，它们对烫伤、擦伤、割伤等轻伤浅表新伤口具有很好的疗效。清创后在不使用任何药物的情况下使用此类包扎器材，伤口可很快干燥、愈合。随着纺织技术的不断进步，目前已有无毒副作用的纯棉弹性绷带取代氨棉弹性绷带。由于纯棉弹性绷带透气性好，吸湿性强，松紧适当，使用方便，无致敏反应，逐渐应用于外科领域，能够防止肌肉收缩，促进体静脉淋巴液回流，改善肿胀，便于肢体运动。

（四）高新技术发展阶段

随着技术的进步和新材料的发展，进入 21 世纪，尤其是近年来，包扎器材得到了飞速发展，智能材料、增材技术、各类功能材料等广泛应用于包扎器材。如碳纤维增强可部分吸收聚合物复合材料，又称为部分吸收的复合材料，它是在碳纤维增强不可吸收的聚合物复合材料基础上发展起来的。由于碳纤维被认为是生物相容的，因此同完全可吸收聚合物复合材料一样，骨折愈合后不必行二次手术取出。此外，智能敷料开始陆续出现，通过人工智能技术，可使包扎材料做到根据伤口中的菌落情况释放缓释剂。

二、发展趋势

（一）品种多样，性能可靠，技术先进

目前，国内外对包扎器材的研究主要以绷带和敷料为主。最新绷带包括药物绷带、涂层绷带、喷雾式绷带、智能绷带和纳米级止血绷带等。这些新型绷带由于采用了新型材料和快速包扎方式，因而较以往性能更加可靠、技术也更先进。美国基于纳米技术的"纳米级止血绷带"用为人发丝 1/100 的血液纤维蛋白原"纺织"而成，当机体受伤流血时，纤维蛋白原会分解为网状纤维蛋白覆盖在伤口上，加速血块凝结，止血后绷带在伤口愈合过程中降解；国内的"合成胶无纺布自黏弹性绷带"具有只粘连自身，不粘皮肤、毛发，不含天然乳胶，不会对人体产生过敏反应，弹性比稳定，黏性稳定，且可根据需求调整大小，不影响包扎部位活动等性能。

传统敷料主要包括止血敷料、药物敷料。止血敷料原材料有改性纤维素、胶原、壳聚糖、藻酸钙、交联葡聚糖等，主要特点是吸附血液引发凝血。药物敷料包括手术消毒敷料、药物软膏类敷料等。此外，新型敷料功能更加多样、技术更加先进，如英国研发的名为 Medifix4005/868 的敷料是一种单面涂层的医用级压敏聚氨酯泡沫条带，含有棕黄色宽 0.4mm 的柔软舒适聚氨酯泡沫条带，上面涂有医用丙烯酸黏合剂，可直接用于皮肤上，包括伤口护理和常规固定，并且具有较好的透气性；国内研发的国际上第一个皮肤创面无机诱导活性敷料"Dermlin"，具有主动诱导上皮细胞增殖、分化、移行的生物诱导性能，从而对上皮细胞损伤具有快速修复作用，与传统敷料相比，"Dermlin"新增加了促进伤口愈合的生物诱导功能和中和创面酸性渗出物功能，且可促进各种皮肤创伤、糖尿病足、压疮等创面快速愈合，免除或减少皮肤愈合后瘢痕的形成。

（二）采用新材料、新技术、新工艺

近年来，国内外研制的包扎器材有天然生物材料、金属复合材料、人工合成高分子及其衍生物等新型材料，包扎器材与装备的技术和加工工艺也较新颖。如美国、日本、中国等研发和使用的壳聚糖敷料与创面贴附时血浆蛋白易被壳聚糖吸附，因而具有良好的生物相容性，在使用过程中敷料会逐渐从愈合部位剥离，并具有镇痛、杀菌、干燥和止血效果；美国的"自然绷带"是由一种纳米纤维垫制成，此种纤维垫由相当于人发丝 1/1000 粗细的纤维蛋白原束组成，可永久地放置在伤口上，促进伤口自然愈合，最后可被人体吸收；国内生产的"合成胶自黏弹性绷带"选用优质纺织材料，产品具有无毒、医用、环保特性，利用特殊的技术，采用独特的工艺，经过多工序加工，使产品网孔及弹力始终保持均匀，所选用的胶体是经过特殊处理的专用胶，对人体皮肤无刺激，符合国家医用胶相关标准。

第三节　包扎器材的技术要求

一、基本要求

1. 具有高水汽通透能力和高吸收能力，以防止伤口渗出液聚集，在伤口处保持湿环境以加速伤口的愈合。

2. 能够贴附于伤口表面，但在拿掉时不损伤组织。

3. 不允许损伤病灶下纤维血管向敷料内生长。

4. 形成隔菌层，保持伤口处不受感染。

5. 在干燥状态下也具有弹性。

6. 可以减轻疼痛。

7. 止血。

8. 无抗原性、过敏性、毒性和致癌性。

9. 经受各种消毒处理而不变质。

10. 可直接使用。

11. 贮藏寿命长，贮存条件要求不高。

12. 阻燃。

二、对包扎材料与装备的主要理化性能要求

1. 力学性能：由于包扎装备的作用是包扎伤口和病灶，以不再受到二次损伤或保证治疗效果，避免在后送及愈合过程中产生移动，所以要求装备（如绷带）在一定应力下有适当的应变特性。主要是有一定的抗张强度、弹性模量等。包扎器材应具有良好的弹性回复性能和低伸长率，以满足固定包扎的要求。

2. 黏附性：主要是敷料应能均匀、紧密地黏附在创面。

3. 水蒸气通透率：透湿型包扎材料的水蒸气通透性应尽可能接近 $27g/(m^2 \cdot h \cdot kPa)$，这是自由水表面的水汽量。这样就能够很好地解决渗出液积留问题。

4. 应符合国家相关标准中对织物吸水性、悬垂度、亮度、遮光性、抗渗性、透气性、透水时间、返湿性能、防水性能等指标的要求。织物的纤维脱落、水中可溶物、酸碱度、易氧化物、色素、干燥失重、炽灼残渣等指标及测定方法应符合相关规定。

第四节　几种典型的包扎器材

一、RDH 止血绷带

美国马萨诸塞州的海洋多聚物技术公司（Marine Polymer Technologies，MPT）从一种海洋硅藻中分离出可以有效止血的物质——多聚氮基乙酰葡糖胺（polymer poly-N-acetyl glucosamine，pGlcNAc），并以此申请了止血药品的专利。随后，与美国海军研究所（Office of Naval Research，ONR）合作，联合开发了能用于战场和城市急救的快速止血绷带（rapid deployment hemostat，RDH）。首先，在特制无菌培养基中大量繁殖硅藻，然后经过发酵、提纯等工序得到凝胶状 pG1cNAc，并冷冻干燥，通过验证效价后，将 pG1cNAc 膜粘贴固定于标准敷料纱布上，并制成绷带，即 RDH 绷带。RDH 绷带通过在普通敷料纱布上附加高效快速止血剂 pG1cNAc，能够调动体内多种止血、凝血机制，起到快速、高效的止血作用，增加患者的生存机会。

二、炸伤急救包

炸伤急救包由真空镀铝的薄型非织造布接触层、脱脂棉吸收层、厚型非织造布隔离层、绷带或四头带构成。规格分为绷带式和四头戴式两种,敷料垫尺寸均为30cm×25cm。金属铝具有收敛、清洁创面、杀菌及一定的促进上皮生长作用。

镀铝后,金属铝在高真空状态下高温升华,喷在冷非织造布上,以微颗粒形式凝华,结合在非织造布表面,不形成致密金属层,所以透气性能没有明显降低,透湿性能也与非织造布透湿性基本一致。镀铝非织造布制成炸伤急救包后经高压灭菌后,镀铝表面无任何变化。临床试用结果显示,包扎后透气性能和渗出液吸附性能良好,明显改善了创面的粘连问题,而且价格便宜、使用方便。

三、多功能包扎包

以色列的多功能急救包扎绷带是一种多功能急救压迫绷带,能够在急救条件下直接堵住出血部位并覆盖严重出血的创伤伤口,主要用于头部、四肢和躯干出血部位的包扎,止血效果良好。将弹性绷带、消毒敷料和锁紧装置融为一体,伤员可单手进行灵活包扎操作,同时也可作为大出血止血带使用。采用一次性无菌包装,主要分为10cm宽和15cm宽两种规格。

四、喷雾式绷带

美国的喷雾式绷带是一种具有杀菌作用的喷雾式柔性绷带,可用于自救或互救,也可由医生对不同的伤口进行包扎。可减少或控制血液及体液的流出,降低因使用普通止血带压迫止血造成的截肢率,并能减轻疼痛、防止伤口感染,可在伤口上固定2天。野外环境下,轻伤病员使用该绷带包扎后可自由活动,重伤病员使用该绷带后可巩固压迫止血或止血敷料的止血效果。

五、四肢创伤弹力加压包扎带

我国曾研制了一种四肢创伤弹力加压包扎带,该四肢创伤弹力加压包扎带为布质双层结构,外观呈梯形,首先将包扎带的四边界和中线部位进行缝合,由中线将包扎带分成左、右两个部分。在包扎带的一端内置一个充气气囊,充气气囊设有单向活瓣充气阀门和放气阀门。在充气气囊外侧布质外套表面间隔缝制硬质木条或硬质塑料条,并在硬质木条表面再缝制一块与充气气囊面积相当的尼龙搭扣(软面)。最后,在包扎带充气气囊的另一端再对应缝制一块尼龙搭扣(硬面),其面积大小与软面相当,以供包扎带的对接固定使用。该包扎带有大、中、小3个型号,供使用时根据不同部位创伤包扎的需求选择。

六、薄膜绷带

苏联有一种薄膜绷带，是由"维克纤维"制成的。这种绷带的突出特点是：用于骨折包扎时可使关节活动，使受伤部位得到锻炼，以加速伤口愈合，并不留任何后遗症。

七、液体绷带

英国发明的这种绷带，涂在消毒敷药后的伤口上面，能很快形成一层人造皮膜。这种皮膜具有天然皮肤的某些功能，除了透气和防水性能好以外，还能隔绝细菌对伤口的感染。使用液体绷带不会像贴胶布过久那样引起皮肤过敏。它适用于面积不大、刚刚发生的伤口。

八、水绷带

美国发明的是一种用水和塑料垫组成的绷带。将水经一活瓣注入垫的两层非常薄的塑料膜之间，再置入皮肤伤口上，由于渗透作用，能使伤口表面湿润，并可引流伤口深处的分泌物。使用时，还可根据患者的需要，在水中加入某种药物，使药物直接作用于伤口，以发挥更大的药效。这种绷带可以保护伤口深层组织，促进组织增生和伤口愈合，减少患者痛苦。

九、树脂绷带

美国研制的这种绷带，是用一种浸有树脂的特殊材料制成。这种绷带较轻便。当患者踝骨骨折时，把这种绷带缠绕在需要固定的骨折部位，15 分钟后，绷带就能坚硬，30 分钟后，就会变成一双坚硬而轻便的靴子。

十、石头绷带

美国研制的这种像石头一样硬的绷带，由半氨基甲酸乙酯混合物制成，比石膏绷带坚固 3 倍，重量则轻 2/3。使用这种绷带前，只要稍许加上水，30 分钟后就会完全变硬。

十一、高频微电流绷带

加拿大发明的这种绷带，安装在一个能产生高频微电流的微型电源上。使用时接通电源，高频电流能刺激人体中某些细胞的再生力，促进伤口加速愈合，并且毫无疼痛感。

第四章

止 血 器 材

第一节　止血器材的概念与分类

一、概念

外伤出血，尤其是大的动、静脉出血，均严重威胁着伤员的生命。据报道，因出血死亡的伤员占 60% 以上，快速止血是现代灾害现场急救的重中之重。有效控制失血及低血容量性休克，对于降低死亡率、提高生存率有重要意义。止血器材是灾害现场的重要救命器材，可快速止血、降低肢体损害，为后续救治创造条件。

止血器材是指应用力学压迫出血部位上端肌肉组织阻止出血或应用化学及生物化学方法，直接引发创面血液凝固达到止血目的的急救器材，如止血带、止血剂等。

二、分类

（一）止血带

目前，国内外用于外伤止血的器材仍然以各种止血带为主（图 4-1）。止血带是临时制止肢体外伤大出血的急救器材，使用时将敷料垫、衣服或毛巾等作为衬垫，将止血带扎紧在出血部位的上段，可制止动脉出血，达到止血的目的。

止血器材按材料分为有织物类止血带、橡胶类止血带；按结构形式分为有弹性止血带、充气式止血带等；按工作原理分为通过在出血部位上段扎紧制止出血的加压止血带、利用微波和激光等技术进行灼烧止血的止血带。依据多年来止血带研制和部队装备的实践，在综合上述三种分类方法基础上将止血带分为弹性止血带、充气式止血带、利用微波和激光等技术进行灼烧止血。

1. 弹性止血带　主要包括织物类止血带和橡胶类止血带，如帆布止血带、卡式止血带、ET-1 型止血带和橡胶管止血带等。该类止血带主要由一条弹性织物带或橡胶带构成，一般止血带上还配有起固定和解脱作用的锁扣和卡口。

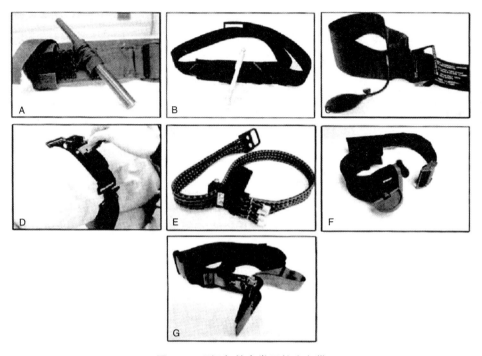

图 4-1　现场急救中常见的止血带

A.战斗专用卡血带；B.特种部队战术止血带；C.应急性军用止血带；D.自我使用止血带系统；E.单手止血带；

F.机械止血带；G.最终手段止血带

2. 充气式止血带　主要包括手动充气和自动充气两种类型，如 PT-1 型止血带、气囊止血带、自动型加压充气止血仪和德国 VBM 电动止血带机系列等。该类止血带一般由充气囊、尼龙搭扣及充气、检压和报警等自动控制装置构成。

3. 利用微波和激光等技术进行灼烧止血的止血带　该类止血器是利用高频电凝、激光、超声波和微波等技术对人体组织进行最低限度的灼烧，使伤口处形成极薄的干膜，从而达到使肌肉或内腔器官伤口停止出血的目的。如俄罗斯专家开发的一种等离子氩凝结器止血杀菌装置。

（二）高频电凝止血

20 世纪 20 年代，Boviel 以电凝技术应用于脑部手术，成功地控制了毛细血管出血，开创了电凝止血的时代。高频电流通过电极导入组织后，经电热效应产生高温，使细胞水分气化，蛋白质变性凝固而止血，能够起到切开、凝固和产生电火花的作用。迄今，电凝止血是外科临床应用最广的止血和切割方式。高频电流根据其主要作用可分为切开波、凝固波和混合波 3 种。广泛应用于临床的有单极、双极和多极电凝止血、热探子止血、水热电凝等。现代电凝的止血方式已有了新的发展，从直接接触组织的电凝止血发展到不直接接触组织的非接触式凝血，通过电弧方式导热达到止血的目的，如氩气电凝刀。智能双极止血系统以最新等离子脉冲电凝（PK 刀）为代表。器械的阻抗反馈功能在每次脉冲间隙检测组织的电凝程度，从而调整下一次输出的大小。智能输出器械压力，使人体组织内胶原蛋白和纤维蛋白变性，血管壁形成一透明带，产生永久性闭合。开放手术、腔镜手术中 PK 刀可对大至直径 10mm 的任何静脉、动脉进行快速、安全、永久的闭合。PK 刀的主要优点在于优异的止血能力，可以控制活动性出血和组织渗血，不产生烟雾和焦痂，热扩散小至 1mm，智能的发生器无须器械的输出。

（三）超声切割止血

超声切割止血的基本原理是超声频率发生器使金属探头（刀头）以超声频率 55 500Hz 进行机械振荡，使组织内的水分气化、蛋白氢键断裂、细胞崩解，从而组织被切开或凝固。超声切割止血刀能切开和凝固实质性组织和结缔组织，其优越性主要在于切割精度，凝血可控制，极少有烟雾和焦痂，无电流通过机体及一器多用。特别适用于腹腔镜外科中分离易穿孔的肠道、输尿管和膀胱及胃肠道切断、肿瘤切除等。

（四）激光止血

激光止血效果优于高频电凝止血，副作用小。以高密度能量集中于局部组织，产生高温，使组织蛋白质凝固而达到止血和切开的目的。应用于临床的有氩激光、Nd-YAG 激光、CO_2 激光、He-Ne 激光、氪离子激光及氮分子激光等。已用于消化道出血的内镜下止血。内镜激光治疗不直接接触组织，不能起到热闭合作用，仅能有效闭塞小血管，而对较大血管（直径＞4mm）效果欠佳，而且激光能量在一定深度时达不到凝固出血点的要求。

（五）微波止血

微波止血是利用微波所产生的急速电场变化，使组织中的水分子做旋转运动，引起组织自身发热，是一种内部加热法。动物实验证实，采用微波刀对外伤脾脏进行直接凝固止血及脾部分切除止血，简便有效。临床应用于脑肿瘤切除可显著减少术中出血量。

（六）介入性止血

介入性止血治疗是指在内镜、超声、CT 或 X 线监视下将治疗用的导管、注射针、气囊或其他相关器械导入脏器内，并给以局部喷洒或注射止血药物、硬化剂、生物胶、化学胶等进行栓塞治疗，或导入高频电流、激光、微波等理化因素，达到治疗出血灶的目的。由于其操作简单、创伤小、恢复快，已成为重要的临床止血技术。经导管动脉栓塞（TAE）已广泛应用于临床。可栓塞的血管除动脉外，也可是静脉。栓塞材料可为自体材料（血块、筋膜、肌肉等）、可吸收或不可吸收的颗粒材料、金属材料等。近年来广泛应用α-氰基丙烯酸正辛酯（TH 服） 胶作为栓塞材料，主要用于栓塞低流量的静脉、高流量的动静脉瘘、畸形血管及消化性溃疡出血、经皮肝穿刺胆道造影（PTC）继发胆道大出血、门静脉高压症等。

（七）碳纤维止血纱布

德国 Carbonics 公司研制的 Sorusal 及 Legius 碳纤维烧伤敷料由白松纤维素制成。白松纤维素经特殊工序热炭化后，不破坏纤维素。两者的区别在纺织结构和纯碳含量上，Sorusal 的纯碳含量为 99.9%，Legius 的纯碳含量为 98%。由于碳纤维敷料具有柔软致密的特点，能够很好地贴合于创面，却不与创面粘连，并且不会蹭擦创面，因而使伤员感到很舒适。此外，两种敷料具有抑菌疗效，能减少伤口的气味，也用于烧伤、压疮等伤口的治疗。Sorusal 敷料具有很好的透气性及吸湿能力，每克 Sorusal 织物延展面为 $1200\sim1500m^2$，这种特性使其具有很好的吸收液体的能力，织物表面可以吸收自体 5 倍的液体，因此作为干性创面敷料适用于烧伤创面渗出期。由于 Sorusal 特强的吸湿能力，有助于烧伤创面的迅速干燥，也便于判断烧伤的范围及深度，从而可以较容易地把握深度烧伤手术治疗的最佳时机。Legius 则相反。在浸渍消毒液后作为渗出期后的湿性敷料，Legius 可达到创面的持久消毒，为创面提供防止机械性损伤及阻止细菌侵入的保护。由于 Legius 的内在特点有利于上皮生长，因此可促进浅表烧伤创面的愈合。

（八）止血药物

1. 胶原蛋白　胶原蛋白止血剂包括明胶海绵、微晶胶原（microcrystalline collagen）、增凝明胶海绵等。胶原止血途径包括：①激活部分血液凝血因子的活性；②引导血小板附着，产生释放反应和聚集；③对渗血伤口的黏着和损伤血管的机械压迫起填塞作用。也有学者认为，胶原止血机制只与血小板的作用有关，而与血液中凝血系统关系不大，主要是缩短血栓形成时间。有研究表明，胶原蛋白在自然状态下止血效率最高，不需进行交联或变性成明胶，而且副作用少，是较为理想的创面止血材料。该类材料止血速度较慢，对血小板等血液成分的牵拉能力及创面组织附着力均差，容易破裂，因此，常与其他类创面止血材料，如壳聚糖合用作为止血材料。

2. 壳聚糖　壳聚糖是几丁质脱乙酰基的初级衍生物，是一种多聚糖物质，化

学名称为 （1，4）-2-氨基-2-脱氧-D-葡聚糖。该材料对人体无毒，生物相容性好，可以生物降解，并有止血作用。壳聚糖的止血性在于它的分子可以直接将创面上的红细胞连接在一起，促使血液凝固，从而达到止血的效果。此外，还可抑制多种细菌和真菌生长。由壳聚糖制作而成的创面敷料还具有吸水透氧性，使得敷料下的创面组织可以得到足够的氧分压，有利于上皮细胞从周围爬行，抑制成纤维细胞的生长，所有这些特点都赋予它作为创面止血材料的良好性能。但是，由于壳聚糖本身止血作用有限，对于广泛出血创面的止血效果不太理想，常采用结合其他止血剂如凝血因子、氯化钙等方法。

3. 无机止血材料——沸石　美国军方在阿富汗战争以及伊拉克战争中使用了美国 Z-Medica 公司生产的止血海绵（商品名为 QuikClot）来对战伤伤口进行止血（图 4-2）。该材料主要成分是一种沸石（zeolite），使用时将其覆盖在出血伤口上，可迅速吸收血块中的水分，加速凝血过程，使血痂提早形成。由于止血过程会产热，所以，在大面积出血伤口上使用时会产生组织热损伤。此外，若要对动脉出血进行止血，必须在该敷料外层再环行包扎一种伤口加压敷料，这样也会对患肢的血液循环造成一定影响。

4. 可溶性止血纱布　可溶性止血纱布在国外又称速即纱（Surgice1），是一种再生氧化纤维编织纱块，属于羧甲基纤维素类止血材料。它具有良好的组织相容性，柔软而菲薄，易于包、敷、填塞等操作，密切接触伤口后，可使血液凝血成分聚集在其周围，在 2～8 分钟完成止血。由于可以吸收，常用于手术创面出血及渗血不易停止的部位，如骨面渗血等。由于其止血时间较长，对出血迅猛者效果较差，不适合单独作为伤口止血材料，但可以作为伤口包扎敷料辅助的止血材料用于伤口表面。

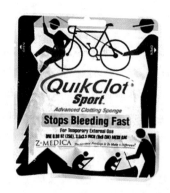
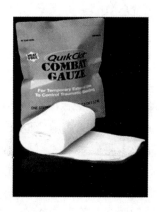

图 4-2　QuikClot 止血海绵

5. α-氰基丙烯酸酯类组织胶　α-氰基丙烯酸酯（cyanoacrylate）最早由 Ardis 于 1949 年合成，1959 年 Coover 发现了其在外科手术中可以黏接机体组织而引起人们的广泛关注。近 60 年来先后有近 10 种α-氰基丙烯酸酯类在国外投入临床试用。鉴于某些α-氰基丙烯酸酯类不同程度存在组织毒性、刺激性，目前国内外临床使用较多的是α-氰基丙烯酸乙酯、α-氰基丙烯酸正丁酯、α-氰基丙烯酸正辛酯，并已被证实无毒、无致癌性、组织相容性好且止血作用显著。1999 年加拿大学者比较了α-氰基丙烯酸正丁酯与α-氰基丙烯酸正辛酯在治疗儿童面部裂伤方面的效果，证实两者基本一致，只是后者更有柔软感。我国在 20 世纪 60 年代中期合成了α-氰基丙烯酸正丁酯及其异丁酯。70 年代开始，西安化工研究所合成了α-氰基丙烯酸辛酯用于创面闭合、止血，获得了广泛应用与推广。90 年代初，第三军医大学野战外科研究所将西南师范大学化学系研制成功的复方α-氰基丙烯酸异戊酯（复方 505i）用于 103 例创伤伤口清创止血、伤口闭合获得一定成效，黏合止血在 60 秒内。2003 年有学者采用气雾剂型α-氰基丙烯酸烷基酯组织胶直接喷洒到猪的大面积渗血伤口内，结果在数秒内完全止血；而对伴有大动脉出血的伤口采用伤口近心端先扎止血带临时止血，擦干伤口内血迹后向伤口喷洒该组织胶，10 分钟后放松止血带的止血方法止血成功率高，副作用小，是较理想的止血方法。

6. 氧化纤维素和氧化再生纤维素　两者均为可吸收性止血剂，是由纤维素经氧化处理成为纤维素酸，制成薄纱状或棉布状，使用时剪成适当大小，不用生理盐水浸湿而直接敷于出血创面，它是通过细胞或纤维素的作用，激活因子Ⅷ，加速凝血反应，同时纤维素可促进血小板黏附和增强纤维蛋白网，有利于止血。氧化再生纤维素对革兰阳性和阴性细菌、需氧菌及厌氧菌均有杀灭作用，一般置入后 1 周左右被吸收。

第二节　止血器材的现状与发展趋势

一、现状

灾害现场急救中，止血器材应用最多的是止血带。

早期的止血带是一种强韧的织带，在使用时缠裹于出血部位。中国元末明初《仙传外科集验方》中记载：治金疮重者，筋断脉绝，血尽人亡。如要断血，需用绳及绢带缚住人手臂，……16 世纪，欧洲的外科医生进行手术时，通常使用烙铁止血的办法使创面局部结痂止血。到 19 世纪 80 年代，止血技术和手段有了初步进步。法国的帕雷医生发明了一种用丝线结扎血管的新方法——结扎法。这种用结扎血管来代替烧灼组织的结扎方法，使外科的止血技术取得了重大突破，对外科手术的发展起了重要的推动作用。止血带从真正意义上成为一种专用器械始于 1718 年，法国外科医生佩蒂特（Louis Petit）为单纯织带设计了旋拧结构，并命名他设计的这种止血带为 tourniquet。佩蒂特止血带最初使用木制旋拧结构部件，后来发展为黄铜。1838 年德国科学家 C.N.Goodyear 发现了天然橡胶的硫化方法，使橡胶产品性能有了质的提高，橡胶制品的实际应用成为现实。1873 年，德国著名外科军医埃斯马赫（Esmarch）开始将织带与橡胶管结合，扎紧的橡胶管作为驱血带和截肢手术中止血带（埃斯马赫绷带）。1904 年，美国医生哈维·库辛（Harvey Cushing）发明的充气式止血带。与埃斯马赫绷带及单独的橡胶管止血带相比，充气式止血带降低了神经麻痹的发生率。随着技术的进步，橡胶管原料资源丰富、加工成型简便、制造成本低廉，作为止血带一直沿用至今。只是为方便使用，在结构形式上略有变化，如在橡胶管两端增加了木球、管上增加卡套等，提高了绑扎和固定的快捷性和有效性。

20 世纪 50 年代是高分子工业进入迅速发展的时期，众多新型纤维产品，如 PET、尼龙、PAN 和 PVA 等不断涌现，因此以各种性能优良的纤维为原料制作的织物类止血带开始出现，结构形式有充气式和非充气式两种。

20 世纪 80 年代，美国出现了卡式止血带，橡胶管变成了橡胶丝织带，通过锁卡方式束紧，缩短了捆扎时间。科索沃战争中，以色列发明的旋压式止血带成为美军的标准配置。1985 年温哥华综合医院（Vancouver General Hospital）詹姆士·迈克尤恩（James McEwen）教授和他的团队发明了由微处理器控制的自动气压止血带系统，该系统能够实时监测手术过程中止血带的充气时间并调控止血带压力。充气式止血带不如橡胶管止血带携带方便，也不能避免长时间绑扎对肢体造成的损伤。迄今为止，无论是非充气式止血带还是充气式止血带，局部压迫控制出血的有效性、可行性和安全性在学术领域研究还不充分，安全止血仍然是止血器材的研究重点。

美国 James McEwen 教授对气压止血器的研究最为深入，他从 1975 年开始对气压止血器进行研究，发明并开发出世界上第一台自动气压止血带。40 多年来他系统地研究了气压止血带的止血机制，研制出能满足不同部位需求的系列充气加压袋，制订出气压止血带使用规范。

德国开发出一种名为 VBM 的电动止血带机系列产品，是一种集弹性带、充气囊和自动化控制一体化的复合型止血器材，有立式和台式两种，具有压力显示、压力调节、计时、报警、自检等功能；可电动，也可手动。止血带机配套使用纤维和硅胶两种止血带，分儿童和成人两种规格，并根据周长范围分为 7 种号码，用不同颜色进行标记，以便使用时易于区分。

止血带的应用是在过去 20 年中，反复出现争议的急救技术。但随着伊拉克战争和阿富汗战争中战伤救治经验的总结，以及对可预防性死亡的大量分析与研究，美军和北约各国对止血带的应用已经基本达成了共识，并在战术战伤救治（Tactical Casualty Care，TCCC）指南中被提高到"不可缺少"的地位。在 2000 年左右，"不能使用止血带"是美军战伤救治的理念，相应地，美军特种部队的随身急救包内并未配备止血带。在 2001 年阿富汗战事初始阶段，美军取消了针对使用止血带的培训项目。但随着对潜在可预防性死亡研究的展开，2003 年，美国陆军野战外科研究所开始对某些特定情况下使用止血带的有效性进行了再评估，2004 年，医学专家开始建议战场急救可使用止血带。2006 年，止血带开始普遍用于战场紧急救治。目前，止血带被多项研究证实具有"紧急救命"作用，尤其是在因四肢战伤所致失血性休克的情况下。在过去的 10 多年，美军在伊拉克战场上应用止血带至少挽救了 1000～2000 名士兵的生命。重新提倡应用止血带是近年来战术战伤救治的关键变革，止血带因此被认为是现代战伤救治中必不可少的救命工具。

超过 60% 的潜在可预防的战伤死亡原因归结于失血性休克，因此，控制出血是有效减少战伤死亡的关键措施之一。第一代止血敷料利用干燥纤维蛋白为止血剂，最早使用这类敷料的是美军特种部队的医护兵，但是由于该类止血敷料未通过美国食品药品监督管理局（FDA）认证而被收回。替代材料是冻干壳聚糖敷料及美国海军和海军陆战队研制的 QuikClot 敷料。研究表明，该类止血材料对静脉性出血或动静脉复合出血都有很好的疗效。其潜在机制是此类矿物质为基底的敷料吸收了水分，使得血液中的凝血因子和细胞被浓缩，从而促进凝血过程。第二代止血敷料出现在 2007 年左右，包括美国 FDA 批准上市的一系列止血因子。到 2008 年，战斗止血敷料（Combat Gauze）被战术战伤救治委员会推荐在美国军队中广泛使用，并取代了上一代止血敷料。

近年来，随着现代科学技术的迅猛发展，止血技术已由过去单纯的器械止血措施发展为现代外科条件下的各种措施综合应用的专门技术体系，出现了很多用于术中减少出血的手术器械，如"超声刀""水刀"、高频电凝、红外线凝固止血器、氩气束、"激光刀"、等离子刀、微波止血器等器械和工具；止血药物也有了一定的发展，可吸收止血纤维、纤维蛋白原、凝血酶原、胶原蛋白、大分子聚合物制品等的应用，使外科手术止血更加有效，拓展了止血器材的研究领域。

在战伤止血方面，美军最初于 20 世纪 90 年代开始第一代止血敷料的研发，主要是 HemCon 和 QuikClot（美国 Z-Medica 公司生产），并开展了一系列的研究评估。在美国 911 恐怖袭击事件发生之后，美军进行了一系列止血材料及技术的对比测试，其中 QuikClot 得分最高。此后，2003 年战术战伤救治委员会批准其用于阿富汗战争和伊拉克战争。目前 QuikClot 产品按活性成分可分为沸石（zeolite）和高岭土（kaolin）两种类型。20 世纪 80 年代，Hursey 偶然发现了沸石具有止血作用，并开发生产了以沸石为活性成分的止血剂 QuikClot。Hursey 后来也成为美国最大止血材料生产商 Z-Medica 公司的联合创始人。

1. 沸石　QuikClot 第一代产品的最初配方中含有活性成分沸石，是火山岩矿物质的沸石制剂。QuikClot 的止血机制非常简单，它就像一块超级海绵，能在数秒内吸干伤口流出血液中的水分，而不吸收红细胞、血小板和其他凝血因子，使凝血因子浓缩并立即发挥止血作用。但因沸石在凝血过程中释放热量，甚至可能导致二级烧伤，引起了人们对安全的担忧。正因为如此，该产品不能用于零售，只能用于紧急情况，例如在战斗行动中。第二代 QuikClot ACS$^+$将沸石粒包裹在松软的纱布包内，可与伤口有效接触并在手术时轻易移除。由于预水化（pre-hydrated），它能产生更少的热量，并且可以更安全地用于包扎伤口和止血。美军在阿富汗的军事行动中就已经使用了 QuikClot，效果令人非常满意。有专家认为 QuikClot 的出现彻底改变了自美国内战以来 130 多年里外伤止血效果不佳的局面，显著提高了战场上伤员的存活率。

2. 高岭土（kaolin）　美国 Z-Medica 公司于 2006 年研制了一系列高岭土止血产品，即黏附有高岭土的无纺纱布，这也是该公司的第三代止血产品。高岭土是一种惰性的、自然发生的无机矿物，它通过激活因子XII来促进凝血作用。该产品采用一种无纺布覆盖在高岭土上，可应用于创伤区域，引起无发热反应的凝血。该产品最初是作为 QuikClot 战斗纱布（Combat Gauze，CG）出售的，现在有各种各样的包装可供选择，用于军事、警察、急救和医院。高岭土战伤纱布的外观为白色，材质柔软，每包 50 片（3in×4in），携带方便、操作简单、容易储存。2008年，QuikClot 高岭土战斗止血纱布被战术战伤救治委员会选择作为唯一一种由美国军方所有部门使用的止血敷料，用于不适合使用止血带或撤离时间预计超过 2小时的出血伤员。战斗纱布（CG）不具生物可降解性，必须在手术前从伤口移除。与其他颗粒止血产品不同，CG 的使用和移除比较容易，无须特殊步骤。该产品已被美国和北约十几个国家军队在战场列装应用。

2003—2008 年，美国 FDA 批准了多种敷料，即第二代止血敷料。美国陆军外科研究所和海军医学研究中心开展的试验评估结果表明，Combat Gauze（战斗纱布）、Wound Start（以蒙脱石为主要成分的止血纱布）、Celox（以壳聚糖为主要成分）均比第一代止血敷料的止血效果好。

3. 壳聚糖　最近研究表明，壳聚糖是用于伤口愈合的理想材料。壳聚糖产品（Celox、HemCon）已被用于伊拉克和阿富汗战争，美国、英国、意大利等国报道其安全有效。美国国家急诊服务系统正在考虑将第三代壳聚糖止血敷料用于院前急救。2013 年 4 月，加利福尼亚州急诊系统批准将 CEG、CR 纱布、HC Chito Flex Pro 作为止血敷料应用。

Celox（CE）是第二代壳聚糖产品，它不依赖于正常的凝血因子而独立发挥作用，其带正电荷的产品颗粒与带负电荷的红细胞交叉结合，形成坚韧的血凝块，凝血过程是物理作用，没有任何不良反应。相对于第一代产品（如 Hem Con，HC），不依赖冻干技术，因此克服了生硬的缺点，可用于不同的伤类，与 HC 相比更有效，具有快速止血、创面封闭、保护创口、伤道堵漏、降低休克和组织损伤的危险。但其颗粒形式不适用于恶劣环境，因此不太受美军欢迎。目前有 4 种规格的 CE 产品在售，分别是 CE 颗粒（CE Granules）、Celox-A（注射器，第二代产品）、CEG 和 CR 纱布（后两种是第三代产品）。尽管壳聚糖是生物可吸收材料，但 CE 止血粉不具有生物可吸收性，因此在手术前必须从伤口移除。

有研究认为，由于战伤的差异性，战斗卫生员应考虑携带两种不同作用机制的止血敷料。当一种无效时，可使用另外一种。因此，需要将第三代黏附类敷料加入卫生员急救包，以便处理严重出血。已有文献报道，成功用于临床的止血敷料有 QC、HC、CG、Celox。新敷料，特别是 CEG 和 HCG 是院前应用的理想敷料，得到了 FDA 批准，已被北约军队广泛应用。

自 2006 年起，美军在战场上普遍使用新型旋压式止血带，至少挽救了上千名士兵的生命。由于止血带控制肢体出血的成效显著，使美军在阿富汗和伊拉克战争中的四肢大出血比例降至 2%～7%。但是，随之而来的是躯干及交界部位战伤、胸腹部战伤所致的不可压迫性出血成为主要挑战。假设有位士兵中枪，弹片穿过大腿根部腹股沟部位。那么接下来的急救处置有点"惨不忍睹"——血流如注，但无论是止血带还是三角巾都派不上用场，战地军医必须将纱布直接按入伤口（有时深达 10 余厘米），尝试制止动脉出血。更痛苦的是，一旦按压 3 分钟仍不能止血，必须取出纱布重来一遍。为了解决这一战场难题，美国俄勒冈州一家名为 RevMedx 的公司正试图研究更好的战场止血方法。研究团队的思路很清晰——在伤口中喷进一些东西，它能快速膨胀"卡"在伤口里，不被流出的大量血液冲走，最终实现止血。最初，他们把海绵裁切成 1cm 大小的圆形"棋子"。这个形状并非刻意选定，但动物实验显示，这种形状很合适，"海绵棋子"填充进实验动物的伤口后，出血被止住了。当然，用于人体的止血材料必须更安全。研究团队的解决方案是用木浆制成海绵状，表面涂覆用壳聚糖制成的膜（一种从虾壳中提炼的凝血、抗菌物质）。如何将海绵块"注"入伤口也是棘手问题。RevMedx 设计的 XStat 止血器是直径 30mm 的圆筒，以聚碳酸酯制成。

二、发展趋势

（一）止血迅速，便于操作

近年来，国内外研发的各种止血带都注重短时间内快速止血，具有较强的止血功能，许多止血器材简单易于操作，便于自救互救。美国 Calkins 公司研制的气囊式和棘齿式两种新型止血带，平均 30 秒内即可有效止血；美国军方 2005 年 1 月给驻伊拉克及阿富汗的士兵装备了一种"新型止血带"，该止血带可单手操作，止血快速，易于操作，提高了急救性能；国内生产的卡式止血带由塑料卡锁和涤纶织带组成，较传统止血带操作简单、方便，效果好，松紧度可调，能适度掌握止血所需压力，与皮肤剪切力小，特别适用于伤病员四肢血管大出血，是野外条件下的理想急救器材。

（二）一物多用，一装多能

救援环境的复杂性和时间的紧迫性要求一种装备同时具备多种功能和多种用途。因此，国内外都很注重止血器材与装备的多功能性。2004 年美国与以色列联合研制的一种新型生物绷带，以人造缩氨酸和胶原生物材料为主要材料制作而成，具有很好的伤口愈合和组织再生功能，可用于创伤救治，也可用于外科整形和牙科手术；美国陆军"液体止血胶"可用于压迫止血和手术时的辅助止血，也可用于野外环境下固定伤口，并有一定的抗感染作用；朝鲜开发的名为"收容性止血绷带"（外伤用）的新型止血绷带，能促进血液中负离子产生的凝血要素的活性，从而很快止住出血。同时，这种止血绷带还具有抗菌作用，能防止伤口发炎，促进伤口尽快愈合，这种止血绷带贴在伤口上，如果不遇到水，到一定时候一部分就会被身体吸收，其余部分在伤口愈合后用水冲洗就能完全溶解。止血器材与装备的多功能性不仅能提高救治率，而且可解决救援人员因携带多种救治器材带来的负荷过重问题，从而提高救援能力。

（三）技术创新，注重实用

随着技术的进步，国外在止血器材方面不断采用新材料、新技术。如美国约翰霍普金斯大学的学生提出了一种聚氨酯泡沫止血方法，通过在伤口注入可硬化泡沫，能迅速在伤口上形成屏障，达到止血的效果。该装置主要是通过一个独立的柱塞装置将液体注入伤口，经过一系列化学反应形成聚氨酯泡沫，最终填满整个受创口，并在 10 秒内快速硬化。这种方式相当于为出血点充当零时的"塞子"，并能适应周围的压力，当转送到医院之后这些材料能够非常容易地取出。美国研发的 DABC 深度超声波止血带是一种计算机控制的多普勒制导系统，形状像衬衫的袖口翻边，由超声波成像传感器和治疗传感器两个部分组成。可控制战伤内出血和外出血。使用时将其绑在受伤的肢体上，止血带的超声波成像传感器会根据人体血管自动探测肢体上的伤口位置。然后由治疗传感器将频率发射自动调焦到确认的伤口位置上，并用高强度自动聚焦超声波（HIFU）对出血部位进行烧灼，不伤及覆盖组织和周围组织，数秒内即可止血。

第三节 止血器材的技术要求

一、止血带的一般要求

1. **止血压力范围要求** 使用止血带止血，其止血效果较好，但由于止血压力较大，易导致局部组织勒伤，结扎部位远端血液被阻断，组织造成缺血，时间过久则引起组织坏死，肢体残疾。

人体上肢的肱动脉血压正常值为 13～18kPa，下肢的股动脉血压正常值为 14～20kPa；而目前上肢臂部气囊止血带的使用压力为 40kPa，下肢股部气囊止血带的使用压力为 60kPa。

2. **使用操作要求** 用止血带止血必须在加压止血达不到止血目的时使用，并且时间不宜超过 1～2 小时；如需使用更长时间，应每隔 1 小时松开数秒，以防止发生肢体肌肉坏死变性、周围神经损伤和肾衰竭等不良后果。止血带下要有衬垫，松紧适宜，以不出血为度。

当止血带用代用品时应选用较宽较长的带子，可重叠包绕成约 15cm 的宽度，这样在较低的止血压力下就可达到止血的目的，且神经和组织损伤也较小。

二、止血带性能要求

1. 力学性能要求

（1）橡胶带或交织带

断裂强度：≥500N。

断裂伸长率：≤120%。

耐老化断裂强度：≥500N。

耐老化断裂伸长率：≤120%。

伸长比：≤2：1。

耐老化伸长比：≤2：1N。

（2）锁紧装置与标志栓

锁干抗拉力：≥100N。

标志栓抗拉力：≥40N。

2. 环境适应性

（1）温度：-40～40℃。

（2）湿度：95%（+25℃时）。

（3）时间（操作）：

加压止血时间：≤15 秒。

解脱时间：≤5 秒。

（4）天候：能全天候工作（夜间灯火管制时）。

第四节　几种典型的止血器材

一、旋压式止血带

旋压式止血带是国内外应用比较多的现场急救止血器材，构造简单，结构紧凑，仅由一条 1m 左右的高强度尼龙带、固定带扣、压力调节棒及棒固定卡扣组成。尼龙带 1m 左右的长度，完全可以套在大多数伤员的四肢上面。压力调节棒中间的镂空部位与一个隐藏于尼龙带内侧的织带相连接，它可以机械调节需血部位压力的大小。为保证止血带不会意外开合，压力调节棒的后面配有一个固定卡扣，将手柄卡在这个位置后，止血带会变得十分牢固。为避免止血带给伤员的皮肤带来二次伤害，止血带内侧进行了软物填充，伤员在使用时皮肤接触部分会觉得比较舒适。因为过久持续使用会导致止血部位以下肢体缺血坏死，一般 20～30 分钟就需要松开一会儿止血带。该止血带操作非常方便简单，伤员单手即可进行操作，取代了以往的绷带或止血棒，节约了时间，降低了因出血造成的死亡率或休克发生率。止血快速，提高了急救性能。

二、交界部位止血带

交界部位止血带主要用于腹股沟、臀部、会阴、腋窝、颈根，以及距四肢止血带位置过近的肢端等交界部位的止血。交界部位出血是受伤死亡的潜在杀手，有效的止血器材可降低伤亡率。美国的交界部位止血带（junctional emergency treatment tool，JETT）是一种经美国 FDA 认证的交界部位紧急止血器材，由束带和两个预置的可单独调节的压缩垫组成，具有结构紧凑、质量轻、坚固耐用、使用便捷等特点，适用于野外环境下，在普通止血带无法使用的情况下，对腹股沟等交界部位的爆炸伤、穿透伤伤口等紧急止血急救（图4-3）。该装备在阻止双下肢端出血的同时不妨碍呼吸。使用时将束带系于臀部而使底板固定于伤口上或腹股沟动脉的远端（髂嵴前端与耻骨联合的连线），通过旋转 T 形柄进行加压，直至伤口停止出血或远端动脉搏动消失，再通过锁扣装置固定 T 形柄即可。JETT 可在 10 秒内完成安装并快速阻断股动脉血流。此外，根据它的挤压式设计原理，JETT 还可作为骨盆固定器用于固定伴发的骨盆骨折。

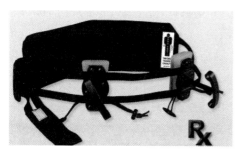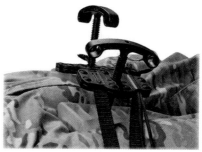

图 4-3 交界部位止血带

三、液体止血胶

液体止血胶为一种轻型止血凝胶,可用于压迫止血和手术切除时的辅助止血。使用时将其涂敷在伤口上,再用急救敷料和单手止血带包扎,可减少因长期使用(2 小时以上)止血带造成肌肉坏死的发生率,止血胶一旦固化后即可去除止血带,使包扎标准止血带的时间减少到 15 分钟以内,而且在野外环境下可固定伤口数天,并有一定的抗感染作用。其中,具有代表性的是美国的一种喷雾式保护敷料,大小伤口均可覆盖,最大可覆盖体表总面积的 50%,能使伤口稳定 2 天或更长时间。能压迫出血点和截肢端,以减少血液和体液流失。

四、EPIGLU 伤口黏合剂

EPIGLU 伤口黏合剂是德国麦尔·哈克医药与牙科用品有限责任公司生产的第一代新型伤口黏合剂。与传统针线缝合伤口相比,其使用更加方便。它可快速、无感染、无缝合、无麻醉地黏合割伤伤口、撕裂伤口和手术刀口。现在患者不想注射麻醉剂和用针线缝合伤口,越来越多的患者在了解黏合技术后,开始自愿采用此技术。使用 EPIGLU 伤口黏合剂黏合伤口无痛、无压迫感,伤口可在较短时间内迅速愈合,且无并发症、结痂少。愈合后,EPIGLU 敷层形成新角质层并自行脱落,免除了拆线的麻烦。涂敷的 EPIGLU 伤口黏合剂薄膜能够保护伤口免受外界影响,其包装主要分为单管型 3g 装、双管型 3g 装、三管型 3g 装和四管型 3g 装 4 种包装。以单管型 3g 装为例,它可多次使用。最少可黏合 2000mm 的伤口。

五、HemCon 止血海绵

HemCon 止血海绵是 HemCon Medical Technologies Inc 的产品(图 4-4),于 2002 年 11 月获得 FDA 批准,其外形尺寸为 102mm×102mm×4mm。到 2005 年,美军共采购 30 000 片,其中 3000 片用于伊拉克战争。经实战使用,未发现该海

绵有任何副作用。该产品没有特殊的储存环境要求，价格适中（每片约 100 美金）。此后该公司又研发出一系列壳聚糖止血敷料，包括 HemCon Chitoflex Dressing、HemCon Path、HemCon 止血纱布等，以适应不同出血创面的使用要求。其中 HemCon 止血纱布（图 4-5）是将具有止血作用的壳聚糖涂覆在纱布上制成的，不但具有止血作用，还有抗菌功能。

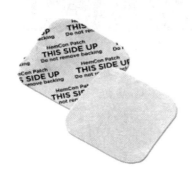 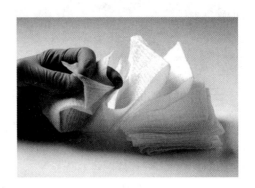

图 4-4　HemCon 止血海绵　　　　　图 4-5　HemCon 止血纱布

六、超声止血装置

超声止血装置由美国陆军外科研究所研发，主要用于伤病员内出血的止血。其止血原理是采用超声波对出血部位进行烧灼，不损伤周围组织。配有计算机多普勒导引系统，可对出血部位进行定位，止血操作则由卫生员等在医生的远程指导下进行。

七、美国的智能止血带

该止血带由充气囊、止血带、按钮、一体把手、气泵、生物传感器及处理器等部件组成，可用于四肢远端的止血，便于开展自救、互救。气囊上带有刻度，其充气压力的大小由按钮控制，并能通过调节装置调节止血的充气压力，防止充气过度，影响肢体的血液循环，造成肢体坏死。

八、PT-1 型止血带

PT-1 型止血带用于四肢大动脉和表浅大血管的止血。菱形 PT-1 型止血带适用于头、肩、背、腋下、臀部、膝后侧等特殊部位的止血，必要时，还可应用于封闭外伤性开放性气胸。包装后的体积为 120mm×150mm×30mm，质量为 240g。当充气囊充气压力为 66.6kPa 时，24 小时气囊压不小于 2.6kPa。PT-1 型止血带由止血带外带、橡胶充气囊、充气球、气囊塞组成。外带由军绿色的确良布缝制，长 78.6cm、宽 13cm，其一端缝有气囊袋（长 16cm、宽 13cm），供装橡胶充气囊之用。包扎伤肢充气后，气囊袋向肢体侧面压力较小，从而部分保留了肢体的血液循环，延长了止血带的安全使用时间。充气球具有两个单向活瓣。气囊塞塞紧充气管管口，保持气囊内气体不致外泄。止血带外带上缝制长 33cm、宽 2.5cm 的军绿色强力尼龙搭扣 3 条，供环绕包扎肢体时使用。止血带外带缝成菱形，长 137cm，中间部宽 13.3cm。气囊袋长 16cm，宽 13.3cm，位于止血带的中部，内置充气囊，充气管位于充气囊一侧的 1/2 处，另一侧缝一根鸡肠带。菱形止血带的两角和鸡肠带构成三角形。

PT-1 型止血带采用局部加压，使组织损伤小，并发症少，可安全应用 6 小时。但局部充气止血带肢体也存在缺氧和压迫损伤等缺点，故应尽快后送、尽早给予确定性处理。

九、卡式止血带

卡式止血带主要供四肢动脉破裂、静脉大出血伤病员止血急救使用，并能对其他包扎敷料加压固定。该止血带的主要特点是性能可靠，并且能适度掌握止血所需的压力。

卡式止血带长度（580±5）mm，涤纶织带宽度（28±1）mm，止血带包装尺寸为 90mm×45mm×35mm，止血带质量（40±2）g。

卡式止血带由涤纶织带、活动锁紧开关、插入式锁卡和止血时间标志栓组成。所有塑料部件均采用注塑成型工艺加工而成。

十、系列充气加压止血仪

该止血仪可较准确地控制压力，适合在手术过程中有效控制手术出血，减少手术中的输血量，加快手术速度、缩短手术时间，从而减少局部组织和神经损伤，减轻术后由于止血而引起的并发症。例如：在骨科中，对因肢肌体骨折而需手术治疗，切除四肢肿瘤时，经常使用气压仪；在整形外科中，当用于诊断及修复神经、肌腱、关节、骨骼等疾病，实施截肢手术、断肢修复及神经修复时需要使用气压止血仪；在美容外科中，有了气压止血仪才能实现对大面积烧伤皮肤的无血视野手术修复或移植，有利于修复烧伤皮肤，实现烧伤皮肤嫁接等。

充气加压止血仪有手工和全自动充气两种类型。其中手工充气止血仪具有手工充气、压力显示和限压保护功能。全自动充气止血仪为全数字化结构，采用微电脑控制，具有自动充气、数字压力显示、压力补偿、充气和泄气速率设定、限压报警等功能。这两种止血仪均可配备若干不同外形尺寸的止血带，可满足不同患者、不同病症的需要。

第五章

骨折固定器材

第一节 骨折固定器材的概念与分类

一、骨折固定器材的概念

骨折固定器材是用于固定或支撑伤员骨折部位，以减轻伤员疼痛和避免因搬运而引起二次损伤的现场急救器材，通常分为骨折外固定器材和骨折内固定器材。骨折外固定器材主要用于战伤急救，包括木制夹板、卷式夹板、热塑性夹板、充气夹板、真空塑形固定夹板、化学塑形固定夹板等。

二、骨折固定器材的分类

固定器材主要有小夹板、铁丝夹板、塑料夹板、充气夹板、石膏和临时急救固定材料等类型。可根据固定材料、固定范围和固定形式进行分类。

（一）根据固定材料分类

1. 竹木类　主要有小夹板、腰围，如在战场伤病员多、器材少的紧急情况下，常用就便物品，如树皮、竹片、扁担、枪支、炮弹箱板，或将伤肢用三角巾或绷带固定在健肢或躯干上，起临时固定作用。

2. 石膏类　主要有石膏绷带、石膏背心、石膏短裤和石膏托等。

3. 橡胶、塑料类　主要有热塑性夹板和骨折真空固定器材等。

4. 金属类　主要有铁丝夹板、卷式夹板等。

（二）根据固定范围分类

1. 不跨关节固定　固定范围不超出骨折邻近关节，如小夹板。

2. 跨关节固定　可分为跨一关节、跨二关节及跨多关节固定，如折叠夹板。

3. 全身固定　可对脊柱、双下肢及头部固定，又可以作为担架使用，如脊柱固定夹板。

（三）根据固定形式分类

1. 外固定

（1）外固定夹板

1）普通夹板：传统的外固定夹板主要有木制夹板、弧形三合板、纤维塑料夹板、铁丝梯形夹板、石膏铁丝夹板及托马夹、狄氏夹板等。夹板的优点是携带方便，使用简单，便于伤病员的自救互救；缺点是固定不牢固，有时难以达到超关节固定的要求。

2）充气夹板：Curry 于 1944 年发明了橡胶充气夹板，20 世纪 60 年代出现了塑料充气夹板，此后充气夹板得到了迅速发展和普及，现已列入美国、英国、法国、俄罗斯、以色列等国家军队的装备。充气夹板易携带，使用简单，肢体贴附性好，具有加压止血效果。同时，由于充气后夹板本身的延长而出现的一种自动牵引力，有利于骨折的复位和固定。但它透气性差；若充气压力小，则固定欠可靠，而压力过大，则易发生骨筋膜室综合征；不便于伤情的观察和创面的处理；多肢体骨折时，难以同时使用。

（2）外固定器：骨骼穿针外固定架最早于 1902 年由 Lambott 提出，20 世纪 30 年代 Anderson、Hoffmann 对其进行了全面改进，并在第二次世界大战期间广泛使用，当时均为单边型固定架，稳定性较差。此后逐渐出现双边型、框式、箱式及筒状固定架，虽稳定性有所提高，但操作复杂。苏联和东欧使用的伊利扎罗夫架，则是一种空心圆筒状装置，采用交叉穿针方式，使用方便，效果较好。近年来，外固定器的研究侧重于材料轻便，在保持稳定性的同时使结构趋于简单。

外固定器的特点是具有复位、牵引、加压、固定等多种作用；便于后送和后续分级治疗；适合于多段骨折及合并伤；有利于早期功能锻炼。缺点是须用手术措施进行固定，手术结果很大程度上取决于手术者的经验，适应证较窄，一般只用于胫腓骨和肱骨骨折。

（3）牵引外固定架：共同特点是将牵引装置安放在肢体支架上，不必在床头另装牵引器，在牵引中可搬动和运送伤病员。对于某些部位的骨折，如股骨骨折，牵引固定仍是一种较好的治疗性固定方法，但它一般不用于急救固定和后送固定。

（4）脊柱战伤外固定装置：在脊柱战伤的急救和后送过程中，及早且可靠的外固定不仅能避免或避免加重脊髓损伤，还能有效减轻疼痛和防止休克，直接关系到伤病员的预后。真空担架是美军 20 世纪 70 年代发展起来的新型后送固定装备，橡胶膜真空垫内装有聚酯小珠，抽成真空后小珠在负压作用下相互聚联变硬并与身体的自然弯曲相适应，能保持伤病员的稳定性体位而不加重伤情，可透过 X 线，特别适用于脊柱、骨盆骨折伤病员的远距离运送，日益受到各国军队的重视。澳大利亚研制的一种新型固定担架，通过头部、颈部和背部的固定器使脊柱保持固定状态。俄罗斯研制出一种脊柱气动牵引装置，该装置具有高度灵便、平稳计量牵引及患者能自我操作等优点。

2. 内固定

（1）医用金属材料：其应用历史较久，是最早采用的生物材料，有较高的强度和韧性，适用于硬组织系统的修复。金属骨折内固定材料（不锈钢、钴基合金、钛合金等）在治疗骨折方面已经取得巨大的成功。在临床方面，金属内固定钉、金属内固定板仍是适用最广泛的内固定材料。

（2）未增强的可吸收聚合物：可吸收（或称可生物降解）高分子材料的研究始于 20 世纪 60 年代，主要应用于外科缝合线、软组织植入、药物缓释体系、手术抗粘连膜及骨折内固定。其优势体现在：随着植入时间的延长，材料不断降解，其强度不断降低，使应力不断转移到骨骼上，进而大幅度减少或完全消除应力遮挡效应及相应的骨质疏松症，且不需二次手术。典型的材料有聚乳酸、聚乙醇酸及共聚物，此外还有聚噁二酮等。

（3）自增强可吸收聚合物复合材料：是指纤维和基体是同一种聚合物，如自增强的聚乙醇酸复合材料。自增强的聚乳酸复合材料（分别记为 SR-PGA、SR-PLA）只能用于网织骨的骨折内固定，不能用于长骨。SR-PGA 内固定板已用于人体踝骨、髌骨、胫骨、桡骨、肱骨、鹰嘴骨和股骨头等骨折的内固定。

（4）碳纤维增强不可吸收聚合物复合材料：主要包括碳/尼龙、碳/聚酯、碳/环氧树脂等。碳/环氧树脂具有优良的生物相容性。

（5）碳纤维增强可部分吸收聚合物复合材料：又称部分吸收的复合材料，它是在碳纤维增强不可吸收聚合物复合材料基础上发展起来的。由于碳纤维被认为是生物相容的，因此同完全可吸收聚合物复合材料一样，骨折愈合后不必行二次手术取出。

（6）生物可吸收聚合物与无机粒子复合材料：这类材料中常用的无机粒子为磷酸钙，主要包括羟基磷灰石（HAP）和磷酸三钙（TCP），都具有良好的生物相容性并已广泛应用于临床。

第二节　骨折固定器材的现状与发展趋势

一、骨折固定器材的现状

中国晋代《肘后救卒方》首次记载用竹片夹板固定骨折："疗腕折、四肢骨破碎及筋伤蹉跌方：烂捣生地黄熬之，以裹折伤处，以竹片夹裹之。令遍病上，急缚，勿令转动。" 唐代《理伤续断方》对夹板的制作和应用技术都做了详细说明，"凡用杉皮，浸约如指大片，疏排令周匝，用小绳三度紧缚"。随着现代科学技术的发展，夹板在材料选择、形状设计等方面的知识已经相当丰富。从材质方面，竹木类夹板仍在使用，而石膏类夹板、高聚物类夹板及金属夹板也都广泛应用。1851 年俄国军医皮罗果夫发明石膏绷带，可以根据伤部塑形，不易松脱。中国人民解放军卷式夹板、折叠夹板、真空固定夹板已在部队广泛应用，基本取代热塑性夹板。聚氨酯类反应型骨折固定夹板也已通过鉴定，由于相对便于携带，开始逐步取代石膏。绷带和夹板相结合的固定方式，需要根据伤员骨折肢体肿胀程度的变化，随时调整扎带的松紧度，过松达不到固定的目的，过紧则影响肢体血液循环。但这种方式不固定关节，伤员能够进行适当的功能锻炼，有助于防止肌萎缩和粘连、骨质疏松、关节僵硬，而石膏绷带以及聚氨酯类反应型绷带不具备这个效果。

高聚物类夹板有刚性夹板、热可塑性夹板、正/负压类固定器材及聚合塑型固定夹板。刚性塑料夹板使用的材料有丙烯腈-丁二烯-苯乙烯三元共聚物（ABS）、聚甲基丙烯酸甲酯（俗称有机玻璃）、聚碳酸酯等；热可塑性夹板使用的材料有甲基丙烯酸甲酯-丁二烯-苯乙烯三元共聚物、杜仲橡胶及聚氯乙烯-醋酸乙烯酯共聚物等，在热水中可以软化，可在使用前加热塑形使用；正/负压类固定器材使用的材料是聚氯乙烯薄膜、聚氨酯薄膜及刮胶涤纶绸等，正压夹板的固定方式是充气压迫固定，负压固定器材，内部使用发泡聚乙烯、聚丙烯、聚苯乙烯颗粒；负压条件下可有效真空固定身体或伤肢；聚合塑形夹板与石膏绷带近似，不同的是在使用时将反应性高分子混合注入包裹骨折部位的袋中，发生聚合反应后硬化固定骨折部位，常用的材料是多元醇/多异氰酸酯二元反应体系；金属类夹板，主要是可塑形夹板，材质有铝板和钢丝网等，使用时可依受伤部位形态进行折弯。结构方面，中医小夹板一般以 2 块矩形主夹板和数块辅夹板组成，夹板宽度与肢体周径接近，长度一般是骨折部位上、下两关节间距，厚度 4～6mm。主要用于肱骨、尺桡骨、胫腓骨及桡骨远端等部位骨折，材质可以是竹木和刚性塑料。折叠夹板的结构是具有一定弧度的两三块板，通过旋转实现"一"字展开、L 形展开或完全折叠，各块板的长度分别与肱骨、尺骨/桡骨及手掌长度接近，折叠可用于手臂骨折固定，"一"字展开可用于下肢固定。折叠夹板主要突出便携性，较少用于骨折的愈合治疗。可塑形夹板高聚物材质的一般呈直板状，金属材质的一般呈卷筒或平板折叠状，均在使用时根据固定部位塑形。对于高能量损伤引起的复杂性骨折，夹板类固定器材仅是阶段性固定和抢救手段。

二、发展趋势

从目前的情况来看，国内外同类装备的发展水平大致相同，其主要发展趋势如下。

（一）注重品种系列化，适应不同伤类

各国的固定器材与装备自成系列，不同类型的固定器材也适用于不同伤类。如美国有改良型托马斯夹板、塑料充气夹板、梯形夹板、真空夹板，都具有较好的固定作用；德国有梯形夹板、真空固定担架；法国有克拉麦尔夹板、铁丝网类夹板等。此外，还有一些新型固定器材，如美国的 MILER 全身固定夹板/担架是一种多功能伤病员骨折固定担架，既能对脊柱、双下肢及头部固定，又可以作为担架使用，还可以使伤病员移动至侧卧位以利于呼吸复苏；美国的 HALF/BACK 固定板可用于空间有限的情况，如汽车、坦克、轮船内，适于颈椎、脊柱固定；美国脊柱固定系统具有骨折固定和担架双重功能；美国多部位骨折固定担架具有全身性骨折固定和伤病员搬运功能（表 5-1）。国内也有多种固定器材，如卷式夹板适合四肢、颈项等部位骨折外固定；折叠式夹板适用于多部位骨折外固定；脊柱固定式夹板适用于颈椎和脊柱骨折外固定；多部位骨折真空固定器材适用于严重骨折和多发伤固定；高分子夹板是骨折、扭伤患者最好和最方便的暂时（最初）性固定用品，是消肿之前使用的理想固定夹板。

表 5-1　美国的几种固定器材

型　号	功用	材料性能	外形尺寸（长×宽×高，mm）	优点	重量（kg）
MILER 全固定夹板 / 担架	一种多功能伤员骨折固定担架，既能对脊柱、双下肢及头部固定，又可以作为担架使用。还可以使伤员移动至侧卧位以利于呼吸复苏。头部头盔可固定伤的头部	商业性尼龙布，质轻	1665×381×83	固定牢靠，多功能，可透过 X 线，利于随行检查，耐汽油及其他化学物质污染，可用肥皂清洗，适于各种环境。宽度小，仅为 38.1cm，便于伤员固定后轻易地放在有效运载空间，还可将可伤员侧垂放入	6.8

续表

型　号	功用	材料性能	外形尺寸（长×宽×高，mm）	优点	重量（kg）
HALF／BACK 固定板	在空间有限的情况下使用（如汽车、坦克、轮船内）。适于颈椎、脊柱固定	夹克式固定器由高级防弹尼龙制作，夹芯为13mm厚的非吸收性聚酯泡沫，背部支架材料为阳极化铝合金，吊带为宽51mm的黑色尼龙布	864×914（展开） 864×305（收拢） 851×127×48（背部支架）	固定牢靠，环境适应性强，某些性能同m1LER全固定夹板/担架。由夹克式固定器和背部支架构成	3.4（背心）；1.6（背部支架和头盔）
"章鱼"牌脊柱固定系统	具有骨折固定和担架双重功能	高级人造材料		耐用性强，防止交叉感染，完全透X线。由包装囊、可拆卸担架面、固定板和弹性吊带及颈套组成，弹性吊带可承重4000kg	
多部位骨折固定担架	具有全身性骨折固定和伤员搬运功能	顶部为373g的乙烯，底部为乙烯塑料铺面的聚乙烯材料，中间充有聚乙烯球	1975×578×1854（展开） 1975×578×1854（收拢）	环境适应性强，抗污性好，适于多部位骨折。由包装袋、真空泵、吊带及充气垫组成	5.4

（二）强化功能多样化，适应不同伤情

骨折固定器材具有多功能性，适用于不同伤情。法国真空夹板可防止骨折断端刺穿皮肤表面，减少休克的发生，还可用于颈部骨折固定；德国可逆性充气夹板由聚酰胺纤维材料组成，主要用于固定四肢骨折和骨折的急救处理，既能较理想地固定骨折部位，又能保证血液循环，骨折固定后肢体温度降低较少；国内卷式夹板重量轻、透X线、可塑性强、可反复使用、强度高、容易塑形、防水、可

洗涤、使用范围广、不受任何环境和条件制约，可用于四肢固定，两块夹板联用，可作长下肢固定，也可用于颈部、手指固定（按需要可将夹板任意裁剪）及肩关节脱臼固定。固定器材的功能多样化和适应不同伤情的性质，满足野外救援条件下对急救装备多功能性的需求。

第三节　骨折固定器材的技术要求

一、理化性能要求

固定器材可根据制作材料情况选择进行下面所列的理化性能试验，也可视具体情况补充其他理化性能试验。

1. 热变形温度测定　按 GB/T 1634 的规定进行。
2. 耐老化性能试验　按 GB/T 7141 的规定进行。
3. 储存期试验　按 GB/T 7751 的规定进行。

二、力学性能要求

固定器材可根据制作材料情况选择进行下面所列的力学性能试验，也可视具体情况补充其他力学性能试验。

1. 剪切强度试验　按 HG4-852-854-7 的规定进行。
2. 剥离强度测定　按 HG4-852-854-76 的规定进行。

三、环境适应性要求

固定器材环境温度为-40～+40℃。可根据制作材料情况选择进行高温试验、低温试验和湿热试验等环境适应性试验，也可视具体情况补充其他环境适应性试验。

第四节　几种典型的骨折固定器材

一、折叠式夹板

折叠式夹板是一种适合对多部位骨折伤病员实施现场急救的可折叠的塑料夹板。该夹板质量轻，体积小，救治范围广，附体性好，具有良好的 X 线通透性，可折叠，便于携带，操作简单，可重复使用。

（一）结构构成

折叠式夹板采用 ABS 工程塑料制成。其收拢尺寸 325mm×110mm×70mm，质量340g。由一个中间肢板和两个可旋转的肢板构成。两个肢板中，一个是铰链肢板，另一个是枢轴肢板。铰链和枢轴两个肢板分别通过可调节、锁紧的枢轴和铰链与中间肢板相连。枢轴肢板可沿水平方向旋转，而铰链肢板可沿垂直方向旋转。

（二）使用方法

1. 展开 展开铰链肢板时，首先将其与中间肢板相连铰链的十字形锁定销拔出至铰链肢板可以沿垂直方向自由旋转为止。也可以在十字形锁定销的另一侧推出锁定销，实施铰链肢板的旋转。展开枢轴肢板时，先向逆时针方向将枢轴锁定销旋钮旋转90°，然后拉动枢轴肢板，使枢轴肢板脱离与中间肢板的齿形啮合直至枢轴肢板可以自由旋转。

2. 调整 由于伤肢的重力和角度的原因，进行固定操作时应把伤肢缓慢地放在已锁定的夹板上，使之与夹板贴合，如果夹板偏转角度过大，应调整夹板的角度与之相适应。

3. 锁定 锁定铰链肢板时，先把铰链肢板调整在理想的角度，然后把锁定销推进铰链中直到听到"咔嗒"一声即为锁定。锁定枢轴肢板时，先把枢轴肢板的突出部恢复与中间肢板的齿形啮合，然后向顺时针方向将枢轴锁定销旋钮旋转直至卡到位即可。

4. 固定 用普通绷带或纱布把折叠夹板固定在伤肢上。为取得最好的使用效果，要用柔软物衬垫或用敷料、橡皮膏等完全裹住夹板。为保证充分固定，必须在伤肢的外面使用战伤急救敷料。

二、卷式夹板

卷式夹板是一种由高分子材料与金属材料复合而成的软式夹板，应用时可直接塑形，附体性好，感觉舒适，并可用剪刀剪裁成任意尺寸，尤其适宜四肢、颈项等部位骨折的外固定。

（一）结构

卷式夹板由两层泡沫塑料和一层软铝板黏合而成。泡沫塑料采用S-10型3号泡沫塑料片材，并将其单面压花（网络状）以增大摩擦力和透气性。软铝板采用L2型2号纯铝板，厚度为0.6mm。两层材料之间用符合Q/NK3352标准规定的3号黏合剂粘接，以保证有较大的剪切强度和剥离强度。

（二）性能指标

1. 基本技术指标 卷式夹板的质量、展收尺寸、力学性能等（表5-2）。

表 5-2　卷式夹板的基本技术指标

测试项目	性能参数
质量（g）	193
展开尺寸（长×宽，mm）	920×110
包装尺寸（mm）	包装呈卷式，高 110，直径 70
剪切强度（N/cm²）	4.0
剥离强度（N/cm²）	4.4
耐疲劳强度	曲挠实验 250 次折断
耐水实验	浸水 30 天不开胶
污渍清洗实验	可用洗涤剂去除污渍

2. 耐老化性能　老化是塑料暴露于自然或人工环境下其性能随时间而变坏的一种现象。老化实验结果显示，卷式夹板经高温处理后力学性能没有发生较大变化，目测卷式夹板的颜色和洁净度也没有发生变化（表 5-3）。

表 5-3　卷式夹板的耐老化性能

卷式夹板	性能参数		
	剪切强度（N/cm²）	剥离强度（N/cm²）	耐疲劳曲挠实验（次）
对照组	4.0	4.4	250
试验组	3.9	4.4	210

3. 耐低温性能　泡沫塑料材料的柔曲性一般随着环境温度的降低而变差。实验数据表明，卷式夹板经低温处理后力学性能影响不明显，目测外观也无变化（表 5-4）。

表 5-4　卷式夹板的耐低温性能

组别	性能参数		
	剪切强度（N/cm²）	剥离强度（N/cm²）	耐疲劳曲挠实验（次）
对照组	4.0	4.4	250
试验组	4.0	4.2	210

美国 Seaberg 公司研制的 SOFT SHELL 夹板是一种典型的卷式夹板，夹板呈长方形，采用柔软的泡沫材料，内嵌有 O 形柔性铝板。接触皮肤一侧的泡沫为开放式，便于渗透水蒸气和潮气。嵌入的铝板一端较厚（用两个菱形标识），另一端较薄（用一个菱形标识）。夹板接触皮肤的一面为可吸收的拉绒毛织物，非接触皮肤的一面

能与"维可牢"尼龙搭扣配套使用。该夹板可用于临时性手腕骨折和扭伤固定、反复性压迫损伤、韧带与肌腱损伤康复及尺骨神经与桡骨神经麻痹等。

三、脊柱固定夹板

脊柱固定夹板是一种多功能固定板，适用于对颈椎和脊柱骨折伤员的固定及快速后送，并适合于直升机吊运，配备漂浮附件后，还可以用于海上救生。

（一）结构

脊柱固定夹板由担架板、头部固定器（或头垫和系带）、固定系带和弹性吊带组成。担架板（即漂浮板）采用聚乙烯材料，通过滚塑工艺制造。

（二）性能指标

1. **基本技术指标**　脊柱固定夹板的质量、展收尺寸、力学性能等，见表5-5。

表 5-5　脊柱固定夹板的质量、展收尺寸、力学性能

项　目	性　能
质量（kg）	8（脊柱板），2.5（附件）
展开尺寸（mm）	1800×450×60
承载能力（140kg）	剩余挠度＜5cm
卡针强度（N/cm^2）	500
锁扣强度（N/cm^2）	500

2. **耐老化性能**　老化是塑料暴露于自然或人工环境条件下性能随时间而变坏的一种现象。按 GJB831—1990《通用担架》第 6.8 条的规定，在脊柱固定夹板上均布 784N 载荷，在（40±2）℃条件下持续 4 小时，无破损，使用功能不受影响。

3. **耐低温性能**　按 GJB831—1990《通用担架》第 6.8 条的规定，在漂浮板上均布 784N 载荷，在（-40±2）℃条件下持续 4 小时，无破损，使用功能不受影响。

四、轻型肢体夹板

美国生产的轻型肢体夹板是一种用轻型新型材料制成的夹板，是带有压力控制阀和柔性空气泵的可充气套管。其主要用途为：①使非移动性骨折的伤员能继续执行任务；②使严重开放性骨折的伤员得以稳定，并可在战场上运送数天；③使只有一侧上肢骨折的伤员能保留其功能，甚至能操作一种武器；④使只有一侧下肢骨折的伤员用拐杖能走路，或经一人搀扶而不使用担架，节省两名或更多的担架员。重量＜28g，每 10 名士兵配备 1 副手臂夹板和 1 副腿部夹板。

第六章

复 苏 器 材

第一节 复苏器材的概念与分类

一、概念

广义的复苏器材与装备是指整个心肺复苏过程中及复苏后治疗过程中使用的一系列器械和装备的总称，包括气管导管（球囊面罩、口咽、鼻咽通气管、食管气道联合导管和喉罩导管）、机械通气装备（人工呼吸球囊、转运呼吸机和通用呼吸机）、胸外按压器（标准胸外按压器、主动加压减压胸外按压器和束带式胸外按压器）、体外除颤仪、紧急体外循环装备、低温复苏装备等。狭义的复苏器材与装备主要指重建患者自主循环的心肺复苏器材与装备，即具有人工呼吸、胸外按压、心电监护、心脏除颤起搏及输液扩容、静脉给药等功能，用于危重伤员生命支持与紧急处置的现场急救装备。一般包括简易呼吸球、呼吸机、胸外按压式心肺复苏机、心肺复苏板、快速输血输液器等，用于维持及尽快恢复伤病员呼吸和循环功能，保护心、脑等关键器官的生命活动。本章主要介绍狭义的复苏器材。

二、分类

复苏器材与装备品种繁多，系列性强，作用功能差别极大，主要分类方法如下。

（一）按功能分类

1. 胸外按压装备　一般用于按压患者的胸部，使心脏在胸骨和脊柱之间受到挤压，左、右心室受压而泵出血液，放松压迫后心室舒张血液回心，从而维持患者血液循环，减少心、脑器官损伤。

2. 机械通气装备　一般用于维持气道通畅、改善通气和氧合、防止机体缺氧和二氧化碳蓄积。机械通气装备使机体有可能度过基础疾病所致的呼吸衰竭，为治疗基础疾病创造条件。机械通气是利用机械装置来代替、控制或改变自主呼吸运动的一种通气方式。

3. 电击除颤装备　一般用于对心搏骤停患者实施电击除颤，使致命性心律失常终止的装备。

（二）按自动化程度分类

1. 手动复苏装备　一般指必须使用人工辅助支持，并将其作为动力和辨识来源的复苏装备，如徒手按压器、手捏复苏球和手动除颤器等。

2. 自动复苏装备　一般指使用气源或电源作为动力来源，应用计算机辅助分析等智能化技术，无须人工参与，即可实现自动胸外按压、自动机械通气和自动体外除颤等自动化程度较高的复苏装备。

（三）按使用对象分类

1. 通用复苏器材　指用于一般环境地域的复苏器材，对周围环境和使用条件无特殊要求。

2. 专用复苏器材　指用于特殊环境条件的复苏器材，对周围环境和使用条件有特殊要求，否则无法正常开展工作。主要包括海上急救专用复苏器材、空中急救专用复苏器材和核生化污染专用复苏器材。

（1）海上急救专用复苏器材：海上急救作业时，除通用复苏器材外，还需要部分适应海上作业环境特点和对海上舰船环境有特殊要求的复苏器材，包括潜水复苏器材、单人高压氧舱、潜水救生钟等。如德国的高压救生艇，可同时对 16 人进行复苏处理。美国的射频复温装置，可对落水伤员进行快速复温。同时，舰船专用心电除颤监护仪、呼吸器等都具有耐颠簸、防潮、防震、体积小、重量轻、使用简单等特点。

（2）空中急救专用复苏器材：主要是对医疗电子复苏器材的电磁干扰性有特殊要求，即复苏器材与飞机上电子导航设备之间应避免相互干扰，达到标准规定的适航要求，如美国的 Lifepack10 型除颤/起搏仪。

（3）核生化污染专用复苏器材：对呼吸复苏器材有特殊要求，重点是对污染空气有过滤作用，使伤病员在核生化污染环境中吸入新鲜空气，防止伤员受到污染，同时，不延误复苏时机，如带有滤毒罐的呼吸机（器）。

此外，还有高原、高温、高湿环境下的复苏器材与装备，如高压氧舱、带有空气干燥功能的呼吸器、耐高温高湿的复苏器材等。

第二节 复苏器材的现状与发展趋势

一、复苏器材的现状

复苏器材是急救技术与其他工程技术的综合产物。随着复苏技术、临床医学及自动化控制和先进制造技术的进步，新型复苏器材在对后续治疗提供救治基础、减少复苏后遗症和降低现场伤员的伤死率方面具有重要意义。

20世纪60年代，出现了心肺复苏的概念，人们开始认识到心肺复苏是针对呼吸、心搏停止所采用的抢救措施，亦即以人工呼吸代替患者的自主呼吸，以心脏按压形成暂时的人工循环并诱发心脏的自主搏动。这期间出现了供氧器、人工呼吸器等心肺复苏器材。20世纪70年代，人们对心肺复苏的理论有了进一步的认识和提高。复苏成功与否，不仅体现在心搏和呼吸功能是否恢复，很大程度上还体现在中枢神经系统功能是否恢复，进而提出了心肺脑复苏的概念，并出现了冰帽、加压输液器等改善脑循环的复苏器材。20世纪八九十年代，随着技术的进步，复苏器材由原来的手动操作变为自动操作，由单功能向多功能集成演变，并且在设备小型化、便携化方面取得了长足进展，出现了自动加压输血输液器、自动射流式人工呼吸器、抗休克裤、便携式心电除颤起搏仪、便携式自动除颤仪、便携式急救呼吸机、便携式气动心肺复苏机等。欧美军队针对火线复苏急救，一般将初期复苏和进一步生命支持相关装备放在制式箱子中，形成复苏专用医疗箱，比较有代表性的是丹麦AMBU医疗箱，内装有呼吸面罩、小型氧气瓶、脚踏吸引器、通气插管器材等。在此期间人们普遍将广义的复苏理解为初期复苏、后期复苏和复苏后处理3个阶段。初期复苏主要指保持呼吸道通畅和进行人工心外按压，一般采用口咽通气管、心肺复苏器材进行现场抢救，为后续复苏赢得宝贵时间；后期复苏主要指在初期复苏的基础上进行药物治疗、除颤、心律转复、输血输液及其他特殊处理等方面的内容，包括呼吸道通畅，常用口咽导气管、鼻咽导管、专用导气管等；保持呼吸，常用呼吸器械包括人工呼吸器、呼吸机（自动、手动）；生命指标监测，包括呼吸功能、心、脑、肾等重要器官的监测仪，以保持伤病员的血氧分压和二氧化碳分压保持在正常水平。常用复苏器械包括心电图机、除颤起搏仪、供氧器、输液器、输血器等。复苏后监测主要是确保循环功能稳定，主要使用各种监护装置。进入21世纪以后，随着人工智能等新技术的发展，复苏器材得到了快速发展，如Tempus Pro的伤情检测系统融合了多参数体征进行伤情智能辨识，极大提升了伤情评估效率；ZOLL公司的Impact系列，急救呼吸机在呼吸模式、操作、驱动方式等方面性能优化，非常适合现场呼吸急救；ZOLL公司的智能胸外按压辅助器可实现胸外按压自动监测；美国Vidacare公司的骨髓腔输液器具有电动功能，提高了骨髓穿刺效率。

（一）胸外按压装备的现状

随着心肺复苏血流动力学的发展与胸外按压泵血机制研究的深入，胸外按压装备成为心肺复苏领域中发展最快的装备。短短十几年间，即涌现出了 30 余种外观结构不同、使用功能各异的产品。胸外按压装备主要分为非自动（人工式）胸外按压装备和自动胸外按压装备。

非自动胸外按压装备大部分采用人工方式对患者实施胸外按压。此类装备体积小、重量轻、便于携行。前向血流产生机制的研究极大地促进了人工胸外按压装备的发展。其中，Cardio-Pump 和粘连手套均基于主动加压减压 CPR 技术设计；Lifestick 基于联合胸腹按压技术研发；而 Lifebelt 则基于全胸廓按压技术制作。各种人工胸外按压装备为人工胸外按压的实施提供了辅助改进的措施和方法，大大改进了心肺复苏质量。

自动胸外按压装备可自动进行按压操作，无须急救人员参与，因此是一种极具吸引力的心肺复苏装置。自动胸外按压装置能够克服由急救人员疲劳带来的胸外按压深度和频率不足的问题。自动胸外按压装备分为两大类：气动自动胸外按压装置和电动胸外按压装置。气动胸外按压装备由气体驱动按压头进行按压操作，缺点是需要利用空气（氧气）瓶作为气源供给，从而增加了气动胸外按压器的整机重量。相比而言，电动胸外按压器有着轻巧、便携、控制精确和无须外部气源支持的优点，已逐渐成为自动胸外按压装备的发展方向。目前市场上的主流自动胸外按压器正逐渐从经典气动胸外按压器 Thumper 向具有主动加压减压功能的 LUCAS 和具有全胸廓按压功能的 ZOLL 电动心肺复苏机过渡。

尽管在一些临床研究与动物实验中，胸外按压装备在提高患者和实验动物血流循环灌注程度和增加复苏成功率方面表现出优异的性能，但是该装备是否能够稳定提高心搏骤停患者长期存活率与神经功能恢复程度，仍需大量临床医学数据的支持与证明。

（二）机械通气装备的现状

机械通气装备是指在肺主动舒缩功能不足或丧失时，用于推动含氧气体进入肺泡并将肺泡二氧化碳排出体外的装备。机械通气装备包括气道支撑装备和通气驱动装备。由于通气驱动装备是机械通气装备的核心和主体，本书涉及的机械通气装备特指通气驱动装备（呼吸机）。

机械通气装备的发展经历了从单一模式到多种模式，从开环通气到闭环通气，从人工调节到自动调节，从氧源通气到涡轮通气的技术革新。机械通气的核心关键技术研发也逐渐由 ImpactInstrumentions、德尔格、万曼、瑞思迈等著名呼吸机制造商所主导。

（三）电击除颤装备的现状

电击除颤即在短时间内以一定强度的电流刺激心室肌细胞，使其去极化，并使整个心室进入不应期。有序的内源性起搏点的恢复可保证有效的心脏节律恢复。去极化后，具有高度自律性的心脏起搏点可发挥作用，于是有可能重建窦性或房性节律。电击除颤仪的发展经历了从交流电击除颤到直流电击除颤，从非同步电复律到同步电复律，从人工电击除颤到自动体外除颤，从单相波除颤到双相波除颤等历次除颤技术革新。除颤仪核心关键技术研发也逐渐由飞利浦、GE、ZOLL、光电、美敦力等著名除颤仪制造商所主导。

1954 年 Zoll 及 Kouwenhoven 等研究开发出了一种体外电休克除颤技术，使用 60Hz 频率的交流电，放电时间为 0.15 秒。1956 年，Zoll 又首次报道采用体外电休克除颤技术使一例心室颤动患者恢复正常心律，并且证明，电休克除颤技术可以终止临床上任何类型的快速性心律失常。与此同时，为了寻求更加安全的电击除颤方式，苏联与美国学者又开始了直流电转复的研究。苏联首先制造成功经胸直流电除颤仪，但因其体积庞大笨重，只能将患者送至除颤器前，而不是将除颤器携带至患者身边，因此其使用受到了很大限制。尽管如此，直流电转复仍然取得突破，并且在此期间还确立了心脏电击复律的主要理论基础。直流电除颤电流脉冲宽度一般被控制在 2.5~6 毫秒，而交流电一个周期就需要 20 毫秒。用交流电除颤即使只耗一个周期，时间也长达 20 毫秒，心肌损伤自然较为严重，并且如此宽长的放电时限就会使电刺激落在心室易损期，因而诱发心室颤动的概率亦大大增加。直流电除颤时所产生的心肌损伤明显比交流电除颤轻，是一种更为安全的电击除颤方式。1961 年，Lown 首次报道使用直流电电击成功转复室性心动过速，次年又报道直流电电击转复心房颤动首次告捷。20 世纪 60 年代初，直流电便携式除颤器研制成功，更使除颤器进入真正的心肺复苏紧急除颤的实用阶段。1961 年，Lown 等发明了应用 R 波触发同步电除颤技术。该技术可以有效防止电刺激落在心动周期的易损期上从而引起心室颤动。Lown 将这种除颤方式命名为心脏电复律。随着认识的进一步深入，电复律与电除颤的不同适用范围也得到明确。电复律因其依靠心电活动的 R 波来触发脉冲电流的发放，因此，适用于室上性及室性心动过速、心房颤动与扑动。换言之，除了心室颤动和扑动以外的其他所有快速性心律失常都应该使用同步电复律。在心室颤动发生后，由于各部位心肌激动位相的不一致，心电活动已经不存在足够高的振幅，没有明确的 QRS 波，无法利用 R 波作为同步触发点产生放电。因此，也只能选择非同步放电而成为电击除颤。

电击除颤时，使用电流流向有两种不同的流向波形，不同的流向波形对于电流能量的需求存在较大差异。早期电击除颤使用的是单相波，这是一种单极性电流，放电时电流固定由一个电极板流向另一个电极板。这种流向的波形需要较大的能量（200～300J）才能终止心室颤动。但是，电流能量越大，对心肌产生的损害亦越严重。有资料显示，电击能量积累超过425J时，会发生心肌轻度坏死。因此，单相波电击除颤的安全性及可靠性均受到怀疑，实际应用也受到限制。经过不断努力，美国Johns Hopkins大学医学院Kouwenhoven博士发明并制造出了世界上第一台双相波形除颤器，其有效除颤能量仅为100J。双相波形的电流脉冲有正、反两个方向，第一次电流由一个电极传到另一个电极，经过瞬间停顿后在放电剩余的几毫秒内又很快由第二个电极反方向流向第一个电极。此后，不少学者对两种波形电流脉冲方式的电击除颤做了对比研究，几乎一致发现并且肯定了双相波除颤的优越性。一方面，第一次除颤即可获得成功的概率方面双相波除颤明显高于单相波除颤；另一方面，低能量的双相波电击除颤效果，亦可以与较高能量的单相波相当。

1979年，经过研究者的不懈努力，自动体外除颤器正式应用于临床并且取得了满意的效果，它给医务人员甚至非医务人员为心脏停搏患者的早期除颤及避免"盲目"电击除颤提供了可能及得心应手的"武器"。自动体外除颤器具有电击除颤程序与操作高度自动化及简单化的特点与优点，即使非医务人员经过短期培训亦能够独立自如地操作进行正规的电击除颤。从20世纪80年代开始，在发达国家普遍开展了"普及公众除颤计划"，即在原有基本心肺复苏培训的基础上，进一步有计划、有针对性地分别对三级人员进行使用自动体外除颤器的除颤培训。自动体外除颤器的问世，特别是随之开展的普及公众除颤计划，使电击除颤可以普遍广泛应用，并且使很多过去只能束手待毙的心脏急症患者得以起死回生。

二、复苏器材的发展趋势

复苏器材总的发展趋势主要表现在以下两个方面。①实用高效，技术先进。野外条件下的呼吸复苏装置应能保证尽可能快速高效地完成呼吸复苏急救处置，确保生命体征的维持。因此，野外条件下的呼吸复苏装备的高效性非常重要，这可有效节约宝贵的时间。如美国的Medevac供氧系统可为4名伤病员同时供氧，多个系统连接在一起可为4人一组的更多伤病员供氧；英国美科瑞（Microvent）急救呼吸机具有空氧混合手动/自动功能，且具有控制呼吸复苏及辅助支持呼吸复苏模式的特点，采用世界上先进的辅助呼吸传感器，灵敏性高，且不会产生误触发，可进行无创或有创呼吸复苏；美国陶瓷制氧装置能生产高纯度氧气，而且由于有金属/陶瓷膜保护，解决了裂缝问题，提高了密闭性。②体小质轻，携带方便。野外环境下的呼吸复苏器材体积小、重量轻，易于携带。如美国军方的射流式人工呼吸器体积 50mm×100mm×150mm，仅重 0.5kg；俄罗斯军方的氧气吸入装置全重仅 6.5kg；德国军方手动复苏器体积 330mm×120mm（高×直径），仅重 2kg。

（一）胸外按压装备的发展趋势

1969 年 Kouwenhoven 提出胸外按压术后，胸外按压成为心肺复苏的核心环节，但是徒手的心肺复苏存在以下问题。①徒手胸外按压对施救人员的体力消耗很大，很难达到有效胸外按压标准（100 次/分、深度＞5cm），频频换人导致按压中断，严重影响复苏效果。②施救者很难掌握按压力度和按压频率，压轻了无效，压重了会使患者肋骨骨折、内脏器官损伤。③按压/呼吸配合需二人进行，配合困难；同时由于施救人员惧怕传染病等心理障碍，在抢救中很少进行有效呼吸复苏，使许多患者失去了复活机会。④转运途中很难实施徒手胸外按压，致使心肺复苏中断。

为了获得连续高效的胸外按压并且减少急救人员的疲劳程度，很多研究院所和公司致力于机械心肺复苏装备的研发和设计，涌现出大批高质量心肺复苏设备。这些装备的发展特点主要集中在人机功效优化和操作自动化两个方面。

1. 人机功效优化　人机功效优化主要体现在非自动胸外按压装备上。非自动装备大部分采用徒手人工方式，对患者实施胸外按压。此类装备体积小，重量轻，便于携行。它们为人工胸外按压的实施提供了辅助改进措施和方法，大大改进了心肺复苏质量。为了提高胸外按压效率，近年来，非自动胸外按压装备的研发重点在于优化人机功效，使急救人员使用最省力的方式完成高质量的胸外按压。这里对几种人机功效较好的非自动胸外按压装备进行介绍。

（1）Cardio-Pump 人工复苏机：Cardio-Pump 人工复苏机是外径为 135mm 柔软的硅胶吸杯，硅胶吸杯连接圆形手柄，中间有一硬质按压柱。将 Cardio-Pump 中心置于常规 CPR 位置，扣压吸杯排气后即可固定。在胸外按压过程中，双手握持圆形手柄两端，以常规 CPR 速率交替按压与提举，利用吸杯在原来 CPR 位置按压后的松弛期进行主动提举，以扩张患者胸廓，使 CPR 循环的心脏舒张期胸压下降为负值，促进外周血液回流入心脏，增加心脏充盈和心肌供血，从而使下一次 CPR 周期的心排血量大大增加。同时 ACD-CPR 的按压力度增加可使收缩压增加。

（2）Lifebelt 手持式人工心肺复苏器：Lifebelt 手持式人工心肺复苏器是一款便携的手持式人工心肺复苏装备。其操作原理与 Vest CPR 类似，都是通过紧裹在人体胸部的束带进行松紧式按压。这种束带按压方式通过对胸骨和胸侧的挤压增加了血液流动。同时，这种复苏方式并不容易使急救人员产生疲劳。

Niemann 等建立了猪模型，利用 Lifebelt 和标准胸外按压进行了对比实验，研究发现，使用 Lifebelt 后，CPR 和呼气末二氧化碳浓度均得到了显著提高。

（3）Lifestick 人工心肺复苏装备：为 Datascope 公司产品，通过连续的心脏和胸部加压和减压来增强心脏灌注。Lifestick 设备由带有两个有附着性垫的坚硬框架组成（两个垫分别用来按压和提拉胸部和腹部），这两个垫也支持同步除颤。主体框架上设置了两个手柄，方便对胸部和腹部施加最佳力量。

在使用该设备前，救护者先将设备黏附到患者身上，然后按压其中一个手柄、松开，接着按压另一个手柄、松开。机体顶部有一个 LED 显示屏，用来显示胸部和腹部按压力的大小，当用力正确时有一个清楚的指示。用声音和发光提示来帮助救护者保持正确的按压节奏。

（4）鼓风复苏装置（CardioVent bellows on sternum resuscitation，BSR-CPR）：BSR-CPR 是一款圆柱塑料人工机械按压设备，其与患者胸部的接触面柔软牢固，能紧贴患者胸口以方便进行快速有效的胸外按压（图 6-1）。BSR-CPR 拥有通气接口，可通过通气导管与其他类似设备连通，在不改变急救人员体位的情况下，单人即可完成按压与通气两种复苏操作。

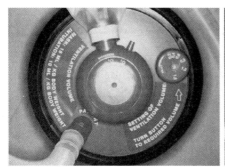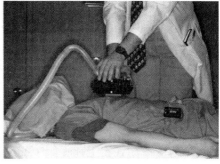

图 6-1 鼓风复苏装置

在胸外按压放松期，急救人员上拉 BSR-CPR，BSR-CPR 风箱内填充空气（或氧气），在下次按压时利用此次填充气体对患者进行通气复苏。通气潮气量在 200～1500ml 范围内连续可调。BSR-CPR 可外接多种通气设备，包括鼻咽通气导管、口咽通气导管和通气面罩。

有研究对比了 BSR-CPR 与标准 CPR，发现两种 CPR 方法在通气潮气量、按压深度、每分通气量、通气频率和按压深度误差方面没有显著差异。BSR-CPR 与标准 CPR 具有相似的复苏效率。但是，BSR-CPR 在按压频率方面明显低于标准 CPR。目前还不清楚，经过严格的 BSR-CPR 培训之后，其按压频率是否能够得到改善。

基于 BSR-CPR 心肺复苏与标准 CPR 相比，最大优点在于单人即可完成按压通气操作，且操作简便、无须反复换位。在急救人员不足的情况下，应用 BSR-CPR 的复苏操作可将其他辅助急救人员从高强度的心肺复苏中解放出来进行其他急救操作。

（5）粘连手套（adhesive glove device，AGD）：粘连手套是一种新型 ACD-CPR 设备，其主体结构是一皮制手套，该手套手指处暴露，以方便双手手指交叉和调整手套松紧以实施高效的胸外按压。在手套手掌处增加了尼龙搭扣补丁，尼龙搭扣的对应面通过胶黏剂电极垫紧紧粘贴于人体胸壁。这样即可在胸外按压放松期通过 AGD 与胸壁粘连，上拉胸壁，产生胸内负压，促使静脉血液回流，从而实现 ACD-CPR 功能。

应用 AGD 基于猪心肺复苏模型进行实验研究后发现，AGD-CPR 组的右心房舒张压（$-3.32mmHg \pm 2.0mmHg$）要明显低于标准 CPR 组（$0.86mmHg \pm 1.8mmHg$）。在 CPR 前 2 分钟内，AGD-CPR 组（$53.1ml/min \pm 27.1ml/min$）的颈动脉血流约为标准 CPR 组（$19.1ml/min \pm 12.5ml/min$）的 2 倍多。此外，ACG-CPR 可产生比标准 CPR 更高的 CPR（$29.9mmHg \pm 5.8mmHg$ vs. $22.7mmHg \pm 6.9mmHg$）。在成功复苏后，ACG-CPR 组动物具有更加良好的心肺功能。但是，两组动物在自主循环重建时间和肾上腺素用量方面差别不大。

（6）心脏按摩器（Cardio Massager）：Cardio Massager 由基板、支架杆和直臂组成。直臂末端连接按压活塞。急救人员通过按压直臂驱动活塞进行胸外按压。

（7）伦奇心脏加压器（Rentsch Cardiac Press）：Rentsch Cardiac Press 主体结构由基底平台和倒 U 形框架组成。在框架上安装杠杆和按压活塞，以及连接杠杆活塞的联动装置。该装备工作时，将患者置于基底平台，通过下压杠杆对患者进行胸外按压。

（8）博文搏动式人工呼吸器（Bowen Pulsator）：与众多手动按压装置相同，Bowen Pulstor 同样利用了安装在支架上的杠杆，通过调节按压杠杆对置于基底平台的患者进行胸外按压。

2. 操作自动化　大量临床研究表明，人工胸外按压往往不能满足急救复苏的要求，即使是训练有素的急救人员也无法保证长时间（>2 分钟）胸外按压的质量。其主要原因在于，长时间胸外按压易导致急救人员疲劳，按压深度和按压频率随之下降。在院前急救转运过程中，急救人员无法或不便于直接对患者实施胸外按压操作，导致转运中胸外按压质量尤其低下。由于自动胸外按压装备可自动进行按压操作，无须急救人员参与，因此是一种极具吸引力的心肺复苏装置。自动胸外按压装置能够克服急救人员因疲劳带来的胸外按压深度和频率不足的问题。此外，由于无人工参与，可安全地在不间断胸外按压的情况下实施电击除颤。自动胸外按压装备分两大类：气动式自动胸外按压装置和电动式胸外按压装置，具体介绍如下。

（1）气动式自动胸外按压装置：第一个心肺复苏装备是电控气动，利用压缩气体驱动按压头，在患者胸部进行胸外按压，由 Bramson 设计。随后，出现了大量气动机械式心肺复苏装置，具体介绍如下。

1）萨博心肺复苏机（Thumper）：大部分心肺复苏试验调查中，萨博心肺复苏机是知名度最高的设备（图 6-2）。它由附着在基板上的垂直圆筒组成。带有活塞和气缸悬臂可以在圆筒中上下滑动，调节活塞和患者之间的位置。设备由压缩空气或氧气驱动。

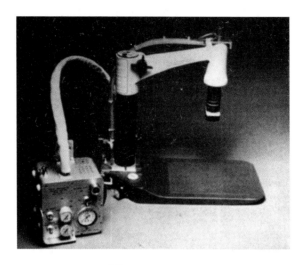

图 6-2　Thumper

2）Travenol HLR 50-90（心肺复苏机）：心肺复苏机释放出固定容量的气体，存储在高压容器中。结构小、重量轻、便于携带。Travenal HLR 50-90 广泛应用于院外急救。该仪器应用 4 条绷带固定活塞在患者胸部位置。设备基板通过通气管可以提供间歇性氧气。按压频率为 60 次/分，按压通气比为 5∶1。

3）背心式心肺复苏器：1989 年，约翰·霍普金斯大学的一组研究人员发明了充气心肺复苏背心（Vest CPR）。充气背心心肺复苏技术应用一个缠绕在患者胸部的囊状背心，后者由气泵自动充气放气。通过这种方式周期性地按压胸部，可以调节按压频率、按压持续时间和充入气体的压力。该装置在按压间期对胸部施加少许正压，使其与胸壁保持轻微接触，只在预先设定暂停按压进行通气时才完全放气。一般充入的气体压力为 250mmHg，按压次数为 60 次/分，每个循环中的按压时间占 40%～50%。在应用之前先安放好电极，可以在不取下背心和中断按压的情况下实施电除颤。同时，由于 Vest CPR 压力作用面积大，因此能够防止体外损伤。

作为一种同步压胸-通气心肺复苏术，充气背心心肺复苏装置的发明是为了增加胸腔内压力，此压力超过了标准心肺复苏设备所产生的压力。

4）Iron Heart 心脏复苏器：通过由氧气驱动的按压头进行按压。按压力度和速度可调，稳定值为 60 次/分。由手动口袋式面罩辅助通气，该设备沉重笨拙，不适合野外作业。

5）小型胸外按压器（miniaturized mechanical chest compressor，MMCC）：2008 年，Weil 危重症医学研究中心研制开发了一款小型胸外按压器。该款按压器重量不到 2kg，宽度只有 15cm。经动物实验验证，MMCC 能够产生与 Thumper 相当的 CPR、ETCO$_2$ 和颈动脉血流。MMCC 组动物复苏后心肌功能、神经功能和 72 小时存活率与 Thumper 组相比，没有显著差异。由于 MMCC 具有小型便携的特点，与其他自动胸外按压器相比，更加适合于某些特殊环境（如狭小过道或拐角）。

6）胸骨按压配合胸廓束带同步加压设备：2001 年胸骨按压配合胸廓束带同步加压（simultaneous sterno–thoracic cardiopulmonary resuscitation，SST-CPR）设备由韩国 Sung Oh Hwang 设计，该装置包括胸骨按压活塞和环绕胸廓的束带。当活塞加压于胸骨时，束带被拉紧向胸廓施压。SST-CPR 方法一方面对胸部进行单点按压，另一方面利用束带对全胸廓加压，通过增加胸腔内压来帮助心脏射血，起到了传统标准 CPR 和 Vest CPR 两种效果。该方法将"心泵"和"胸泵"机制结合起来。

2001 年 Sung Oh Hwang 等进行了动物实验，与标准心肺复苏（STD-CPR）相比，SST-CPR 明显提高了动脉收缩压、舒张压、有效灌注压和 ETCO$_2$。此外，SST-CPR 舒张早期，右心房压低于 0mmHg 。2002 年 Sung Oh Hwang 等又对其短期生存率进行了动物实验，研究发现，与标准 CPR 相比，在未出现并发症增加的情况下，SST-CPR 有效提高了 12 小时复苏存活率。

7）Formenta 心肺复苏胸腹联合按压机：胸腹联合按压技术在动物实验和临床应用中都证实可明显提高患者的抢救成功率和生存率，是公认的有效方法，与标准单纯胸部按压相比，它能增加冠状动脉灌注压和主动脉收缩压，提高生存率，且对患者无明显创伤。

Formenta 心肺复苏胸腹联合按压机由胸腹按压平台、控制系统和压缩空气源三部分组成。用压缩空气作为动力源，采用两个高质量充气气囊与胸腹部密切接触模拟人工胸腹按压，压力及按压深度可控制在安全范围内，不会对患者造成损伤。

8）WFS-01A 担架式自动心肺复苏器：天津市安贝医疗设备技术有限公司推出的担架式和便携式"自动胸外按压心肺复苏器"产品，集同步胸外按压、间歇正压通气、负压吸引、给氧、输液功能于一体，完全符合《2005 国际心肺复苏指南》，适合现场和转运途中对患者实施连续有效的胸外按压心肺复苏。

外形设计为可折叠担架式，展开后能方便转运伤员，折收后方便拖运。既能满足在现场对伤病员进行心肺复苏急救，也能在转运途中对伤病员进行不间断的心肺复苏急救。按压通过压缩气体推动气缸组件实现，按压动力靠内嵌集成两个 3.2L 氧气瓶储氧提供，可确保对患者进行 40 分钟连续救治需求。设计方便的外部氧气输入接口，能在不停止心肺复苏急救的情况下使用救护车或医院的气源进行工作。集成射流负压吸引功能，便于清除患者口咽异物。集成高度可调节输液支撑杆，对患者实施液体输注。设计符合心肺复苏体位要求的背板和体位调节机构，满足对患者复苏体位的要求。所有这些功能模块集成在可双折担架上，形成系统，实施治、送结合。

（2）电动式自动胸外按压装置

1）AutoPulse 束带式胸外按压器：Autopulse 束带式胸外按压器由带有程序控制马达的背板和压力分布式束带组成。该设备可以自动感知施救对象胸廓体积、调整束带的起始长度，工作时，马达将带动束带按设计参数间段收缩和放松，形成对胸部的挤压。根据《2005 国际心肺复苏指南》的要求，按压频率可达 100 次/分，按压深度为胸廓厚度的 20%，一个按压周期平均分配为 50%的胸廓按压期和 50%的胸廓舒张期。

2）LUCAS 主动加压减压式胸外按压器：LUCAS 是一种气动的心肺复苏设备，该设备通过纯氧或空气供给压缩气体。LUCAS 按压头为橡皮塞，能够提供每分钟 100 次的自动主动加压-减压胸外按压，其最大按压深度可达 50mm，最大加压和减压力度分别为 500N 和 410N。LUCAS 有电池供电和 12V-DC 电源供电两种供电方式。电池供电时，其工作时长可达 40 分钟。但是，LUCAS 工作时噪声较大，有时需要使用耳塞隔离噪声。

3）Heartsaver 2000 心肺复苏机：Heartsaver 2000 由直流电或交流电驱动，在工作于最大按压力度和最快按压频率下，自备电池可持续供电 40 分钟。该系统由微控制器控制，可以提供 2～6cm 可调按压深度，同时可以产生按压停滞。它采用索带式结构，固定在患者肩部。总重量 8.3kg，携带方便。该设备可进行水平和垂直按压，根据孕妇需要可提供侧向按压。按压头可以任意换取。该设备无通气装置。

4）Beck-Rand 电动心肺复苏机：Beck-Rand 电动心肺复苏机是一款体积较大，重量为 32kg 的可移动电动心肺复苏系统，可提供按压频率固定（每秒 1 次）、按压深度可调的自动胸外按压。由于体积和重量原因，该设备不适合应用于院前急救。

（二）机械通气装备的发展趋势

近年来，随着呼吸生理理论研究的不断深入和各种新模型、新材料、新工艺、新技术的不断引进，机械通气技术日臻完善，通气性能大幅提高。为满足不同环境和患者的需求，呼吸机的发展趋于多样化。从功能类型上，呼吸机分为实验动物用呼吸机、液态通气呼吸机、转运呼吸机、睡眠辅助呼吸机、高频通气呼吸机、智能通气病床和呼吸机远程控制系统。在呼吸机发展中，最关键的是呼吸机控制算法的发展，控制算法的革新推动着呼吸机的整体进步。多种计算机控制算法被应用于呼吸机设计中，主要包括多重闭环控制、人工神经网络、模糊算法、自适应控制、专家系统。这些算法实现了呼吸生理参数的自动评估和自动调节，满足了患者自主呼吸的自动检测和机电故障的智能诊断，支持患者个体化的非线性呼吸，增强了呼吸通气效率，有效避免了肺损伤等并发症的发生。此外，研究人员还进一步研究了脱机过程中人机交互的生理变化，为顺利拔管和脱机提供了有力帮助。通气流量传感技术持续改进，涌现出了固态硅集成双向流量传感器、高精度差分压力传感器、光电靶型容量气体双向流量传感器、X线呼吸机同步成像技术、胸部电阻抗成像技术等新型流量传感器与呼吸检测技术。吸呼阀等的驱动控制水平也在不断提升，脉宽调制驱动、最优正弦气流模拟和受迫震荡控制等技术为呼吸机吸呼阀的优化驱动提供了高质量解决方案。应该说呼吸机发展至今各方面技术均逐渐成熟。机械通气装备将向着一体化、多样化、智能化和微型化的方向发展。

1. 液体通气呼吸机的发展情况　液体通气（tidal liquid ventilation，TLV）是一种新型机械辅助通气法。该方法是在患者发生肺泡表面活性剂缺陷疾病（surfactant-deficiency diseases）时对常规机械通气的一种替代。该方法利用一种专用装置向肺中灌满全氟化合物液体，并以潮气量为单位用该液体通气。这种新型通气设备与传统通气设备一样，能够进行压力控制型通气。早在1975年，Shaffer T.H.等就研发了一种液体呼吸系统，探讨了诸如液体密度、黏度和气体低扩散性等问题，并对液体通气期间的机械通气支持与呼吸做功的改进方法进行了可行性验证分析。2001年，Larrabe J. L.等对液体通气呼吸机的压力容量控制技术及肺功能计算机测量技术进行了进一步探讨。他们共同开发了一款能精确进行潮气量控制的液体通气呼吸机，并开发了一套能够准确测量肺功能的计算机系统（图6-3）。此外，他们还改进了液体通气呼吸机计算机辅助控制参数。利用该系统，研究人员对10只出生不足6天的灌注肺损伤羊羔进行液体通气实验。在液体通气期间可以观察到气体交换和肺功能得到了明显改善，而且未造成心血管结构损伤。实验证明，改进之后的液体通气呼吸机能够维持对潮气量和吸呼时序的精确控制。

2004年，Corno C.等提出了综合气道结构功能与气体交换功能的新生儿液体通气数学模型。当时通气频率和潮气量等通气参数的变化对于血液动脉血化（blood arterialization）和肺功能的影响，尚未得出定量的研究结论。Corno C.等研制的数学模型（图6-4）模拟了新生儿TLV治疗期间所发生的呼吸过程。该模型描述了氧气与二氧化碳从气管到肺毛细血管血液的往返运输过程，也描述了液体在气道和扁平膜囊（肺泡前体）中的流动机制。一维模型和一个三腔模型形象描述了气体的迁移过程。一维模型考虑了通过气道的对流性和扩散性传输；三腔模型模拟了在肺泡膜、血浆和血细胞之间的气态扩散和基于气态浓聚物的化学反应。该模型利用集总参数测量法计算气道的机械负载、机械张力和气体交换量。这些结果共同使实现血液动脉血化和肺通气负载最优管理的通气策略成为可能。

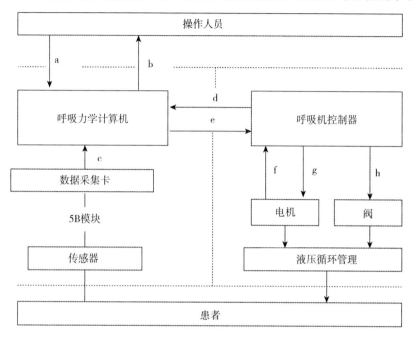

图 6-3　呼吸机、肺功能系统、患者和操作人员之间的信息流

组件间的信息流包括：a. 患者体重（kg）、气缸直径（mm）、气缸总容量（ml）、吸呼时间比、潮气量（ml/kg）、呼吸频率（次/分）、标准化功能残气量（ml/kg）和数据采样（数据量/s）；b.环路压力（cmH₂O）、瞬时肺容量（ml）、支气管压力（cmH₂O）、支气管压与肺容积关系曲线、环路压与肺容积关系曲线、瞬时全氟化碳流量（L/min）、全氟化碳温度（℃）和患者体温（℃）；c.与支气管压力、肺泡压力和全氟化碳温度成比例的电信号（V）；d.瞬时马达转角位置（步进次数）；e.吸气与呼气过程中的马达转速（转/分），角位置（步进），功能残气量和潮气量；f.马达转角位置（步进数）；g.马达中的电流（A）；h.驱动阀门的电信号

2009 年，Alvarez F. J.等开发了用于气体辅助和液体辅助通气的动态和液体静态肺功能系统。这是一款气液通气期间肺功能测量实时监控的计算机系统。对比标准设备，系统精度可通过计算以下参数的衰减和误差百分数决定：气道压差、呼吸频率（RR）、潮气量（VT）、分钟通气量（V'E）、吸气与呼气最大流量、动态肺顺应性、利用 Mead-Whittenberger 法计算的呼吸系统阻力和利用等值电路法计算的呼吸系统阻力、呼吸做功和过度膨胀。通过气体交换、心血管参数和包

括平均气道压在内的肺功能方程评估输出测量结果，还利用一种新算法精确计算了阻力。Alvarez F. J.等在肺灌注导致急性呼吸衰竭的大鼠上进行了测试；灌注后，与对照组相比，气液通气组的平均气道压和呼吸做功均增加，潮气量、分钟通气量、动态性顺应性，呼吸系统阻力都降低。通气1小时后，两个损伤组的潮气量、分钟通气量和动态肺顺应性都有所降低，而气道压差、呼吸系统阻力和呼吸做功均有所升高。该系统在损伤动物上利用液体通气成功重建了气体交换，并模拟实现了肺功能。

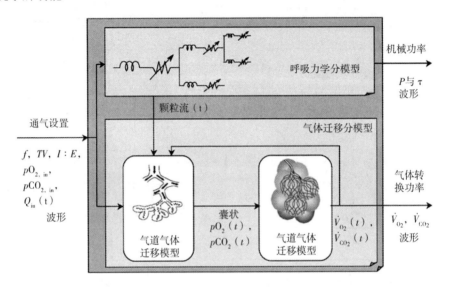

图 6-4　Corno C.等研制的综合气道结构功能与气体交换功能的液体通气模型框架

　　2010 年，Robert R.等设计了压力受控液体通气调节器。这是一款鲁棒性控制器，在液体呼吸机上实现了呼出流量压力的可调控制。数值模拟、体外实验及在 5 只健康足月羊羔上进行的体内实验表明，它能有效产生呼出流量而避免了肺泡塌陷。而且体内实验结果表明，液体呼吸机能维持足够的气体交换、正常的酸碱平衡和更大的分钟通气量、更高的氧合度和二氧化碳排出率，同时也能保持流量在限制范围以内。

　　2. 转运呼吸机和睡眠辅助呼吸机的发展情况　2009 年，吴石林等设计了一种尺寸小、输出压力高、气体流速率大的压缩机（图 6-5），能够满足急救转运救治的需求。此压缩机具有不同于轴向压缩机或离心压缩机的新结构。一般说来，轴向压缩机沿轴向吸入空气并沿轴向排出气体，而离心压缩机沿轴向吸入气体却向径向排出气体，而这种新型压缩机沿径向吸入气体也向径向排出气体。这种压缩机叶轮直径 110mm，在每分钟 6000 转的转速下，可以产生高达 7.4kPa 输出压力和 226.69L/min 的气体流速。

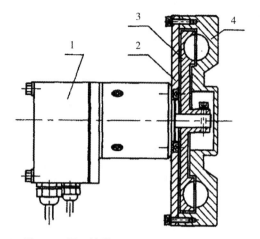

图 6-5　吴石林等设计的压缩机装置结构

1.电机；2.左端盖；3.叶轮；4.右端盖

2011 年，吴耀宇等开发了一种新型便携呼吸机（图 6-6，图 6-7）。研究人员为该呼吸机设计了高精度通气频率压力切换控制气路和电路，可实现呼吸参数监测报警和氧浓度调节，具有小型化、一体化和工作时间长的优点。此外，该呼吸机具有模式调节和监控报警功能，能满足急救和转运条件下便携和快速操作的需求，适用于院前急救转运重症呼吸衰竭患者。

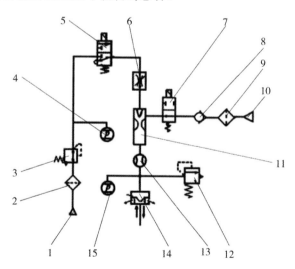

图 6-6　吴耀宇等研制的便携呼吸机气路原理

1.气源；2.过滤器；3.稳压阀；4.气源压力传感器；5.电磁阀；6.潮气量阀；7.氧浓度电磁阀；8.单向阀；9.过滤器；10.空气进口；11.空氧混合器；12.安全阀；13.流量传感器；14.呼吸阀；15.气道压力传感器

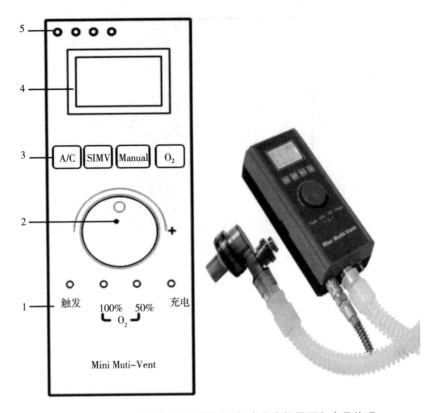

图6-7 吴耀宇等研制的便携呼吸机产品人机界面和产品外观

1.状态指示区；2.参数设置区；3.按键选择区；4.参数显示区；5.声光报警区

3. 高频通气（high frequency ventilation，HFV）呼吸机的发展情况 1993年，Ghazanshahi S. D.进行了婴儿高频通气最佳方法的理论研究，以期将肺气压损伤降至最低。他们改进了HFV肺功能模型与气体运输理论模型，使之适于婴儿且具有新的特性，并在血碳酸水平不变的情况下进行模拟。作为高频通气方法的一种，高频振荡通气（HFOV）是一种肺保护性通气策略。肺保护性通气旨在降低呼吸机引发肺损伤的风险。而常用的HFOV呼吸机（如SensorMedics 3100）的缺点在于没有较好地解决自主呼吸时产生的人机对抗。在使用HFOV呼吸机时，年龄较大的儿童和成年患者的呼吸努力会造成自身较高的呼吸做功负载，而且可能因为导致通气压力的较大波动而影响呼吸机的功能。2011年，Roubik K.等介绍了HFOV呼吸机上的流量需求系统（DFS）（图6-8），其目标是在机械通气期间保持自主呼吸所需流量，以减轻HFOV期间的自主呼吸困难。DFS利用一个反馈控制器，改变了进入呼吸机管路的吸入气流，以便及时补偿因自主呼吸引起的呼吸机管路平均气道压（MAP）的变化，因此消除了意外MAP摆动。

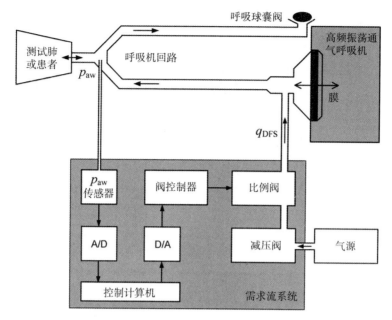

图 6-8　流量需求系统基本结构

4. 睡眠监测呼吸机的发展情况　2000 年，Varady P.等研究了重症监护期间睡眠呼吸暂停的实时监测方法。他们利用数据融合技术，在实时监测中综合利用了呼吸信号（来源于鼻与腹部）和其他生理信号（血氧浓度）。监测过程分为两步，第一步对睡眠暂停患者相关生理信号进行探测；第二步基于实验规则对监测记录的生理数据进行融合。根据融合处理结果，在呼吸暂停情况下，产生报警信号。

5. 智能通气病床的发展情况　2010 年，严晓玲提出智能通气病床。该病床能使患者在呼吸的同时变换体位，通过重力和惯性的作用，调动和充分发挥膈肌的呼吸潜能，以期增加肺潮气量。在智能控制算法中，创造性地采用了伪区间算法，不仅实现了呼吸时的辅助通气，还提高了系统的控制同步性、安全性和稳定性。2011 年，孙俊杰报道了新型通气病床智能控制系统。为实现控制与呼吸的同步，在呼吸面罩处连续采集呼吸周期信号，利用小波分析对上述信号进行降噪，并利用 RBF 网络和自适应遗传算法进行预测。同时，该系统采用了模糊自动调谐 PID控制器进行了该系统的模拟仿真。模拟结果表明，通气病床运行稳定，可实现呼吸同步控制功能。而李华来等提出改进算法控制的智能呼吸机病床，这一病床采用的算法能精确预测联机智能通气病床的时间序列，从而科学地控制病床运行，反映了医疗设备的人性化理念。

（三）电击除颤装备的发展趋势

目前，电击除颤技术的前沿研究方向主要包括以下几个方面。

1. 最佳除颤能量　《2010AHA 心肺复苏和心血管急救指南》指出，首次电击双相指数截断波形（biphasic truncated exponential waveform，BTE）使用 150～200J、双相方波波形（rectilinear biphasic waveform，RBW）使用 120J 是安全有效的。如果需要多次电击终止持续性室颤，可以使用相同能量（非递增型）或更高能量（递增型）。没有明确的证据证实必须递增能量。如果室颤终止后复发，则应使用之前终止室颤的能量再次除颤。

2. 电阻抗补偿技术　为了使不同胸阻的患者均获得最优的除颤效果，需要根据患者胸阻值调节电击除颤输出值。目前有两种较为成熟的阻抗补偿技术，即基于电流的阻抗补偿技术和基于时间的阻抗补偿技术。关于两种电阻抗补偿方法补偿效能的研究与讨论目前仍在进行中。

3. 电极最优除颤位置　除颤电极片的最优摆放位置是影响经胸阻抗、经胸除颤电流密度和最终除颤成功率的重要因素。因此，心电电极的最优解剖学位置是满足最大经胸电流的位置，提高除颤成功率的关键。

4. 胸外按压时相与除颤质量相关性　研究表明，在不同胸外按压阶段进行除颤导致的心肺复苏成功率明显不同。如何将胸外按压与电击除颤做到高质量无缝衔接，两者的最佳时相关系显得尤为重要。开展胸外按压时相与除颤质量相关性研究，将为未来除颤器的不间断胸外按压除颤功能设计提供可行可靠的解决方案。

5. 双相波形除颤效果研究　与单相波技术不同，由于制造商的差异，双相波波形设计和除颤效果也具有明显差异。目前，在体外除颤仪中常用的双相波包括 BTE、RBW 和双相脉冲波形（pulsed biphasic waveform，PBM）。对于不同双相除颤波形除颤效能与安全性能的研究将有助于电击除颤仪整体除颤质量的提高。

6. 不间断胸外按压除颤节律分析　为了避免干扰的引入，可靠地进行除颤节律的识别，必须停止胸外按压和呼吸通气。但是，胸外按压的中断是复苏效率降低的主要原因。因此，如果能够在不间断胸外按压的情况下有效识别除颤节律，中断胸外按压的副作用将会被极大地降低。目前，不间断胸外按压除颤节律分析技术主要分为传统自适应滤波算法、卡尔曼自适应滤波算法、多通道递归匹配自适应滤波算法、基于按压频率的最小二乘滤波算法、基于压力波形的人工辨识去噪算法、Gabor 乘数算法、频谱分析与卡尔曼滤波综合分析法和形态一致性分析算法。对各种抗胸外按压干扰除颤节律分析算法的比较研究将会为缩短除颤节律分析时间提供有效的改进措施。

7. 除颤时机优化分析技术　为了提高除颤成功率和复苏效率，在电击除颤前，需要有效预测除颤成功概率，优化除颤时机，在心脏最易恢复规则灌注节律时进行除颤。大量临床试验研究表明，室颤 ECG 信号的时频特征与除颤成功率有着很强的相关性。因此，可以通过分析 ECG 信号相关特征寻找到快速识别心室颤动持续时间和预测除颤成功率的方法。基于 VF 信号的时频特点，可将除颤时机优化分析技术大致分为基于 VF 幅值检测的预测分析技术（VF 峰值、VF 平均峰峰值和 VF 的均方根值）、基于 VF 频率的分析预测技术（峰值频率分析、中值频率分析、小波分析、幅度谱面积分析、角速度分析、频率比和双谱分析）、基于 VF 非线性程度的分析预测技术（尺度指数）和多变量分析技术（多重线性回归技术和主成分分析、vRhythm 节律分析和基于多元因素的除颤成功率分析）。这几种除颤时机优化分析技术各有利弊，需要根据不同的应用条件与应用场合进行权衡分析与选择。

8. 胸阻抗补偿技术　除颤过程中的经胸电流强度直接关系到可被除极化心肌细胞的多少。而胸阻是影响除颤电流强度的主要因素，其大小往往决定着除颤的成功率。大量实验研究发现，对胸阻较小的患者除颤时，释放的能量基本与设定值相当；对胸阻较大的患者除颤时，释放的能量反而比设定值小很多。因此，高阻抗患者的除颤成功率往往较低。人体胸阻抗值差异较大，从 30Ω 到 200Ω 不等。为了使不同胸阻的患者均获得最优的除颤效果，需要根据患者胸阻值调节电击除颤输出值。这种在除颤前根据反馈胸阻值进行电击输出调整的方法称为阻抗补偿。

在两种较为成熟的阻抗补偿技术中，基于电流的阻抗补偿技术即利用调整峰值增加电流和平均电流，来调整实际输出的除颤能量的除颤补偿方法；基于时间的阻抗补偿方法即利用延长除颤时间增加除颤能量的补偿方法（图 6-9）。

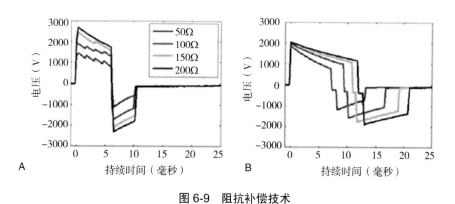

图 6-9　阻抗补偿技术

A.基于电流的阻抗补偿技术；B.基于时间的阻抗补偿技术

有研究比较了基于电流和基于时间两种除颤补偿方法对高阻抗猪模型除颤效果的影响。该实验对 10 头家猪（17～28kg）电诱发室颤（VF）并且持续 15 秒后，将动物随机分配分别接受除颤器 A（基于电流的胸阻抗补偿）或除颤器 B（基于时间的胸阻抗补偿）的电击除颤。两个除颤器均使用最大的能量设置（除颤器 A

为 200J，除颤器 B 为 360J）。80～200Ω 的可变电阻与除颤电极片串联放置，模拟不同的高胸阻抗值。研究发现除颤器 A 的成功率明显高于除颤器 B 的（63% vs. 36%，P=0.0001）。与除颤器 B（360J）相比，除颤器 A（200J）具有较大的除颤电流和较小的除颤能量（图 6-10，图 6-11）。

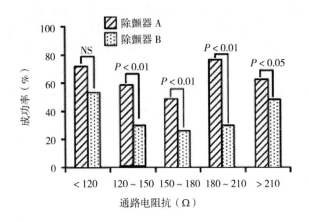

图 6-10 除颤器 A 和 B 在不同胸阻下除颤成功率的比较

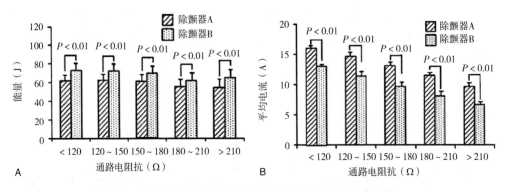

图 6-11 除颤器 A 和 B 在不同胸阻下的能量与平均电流比较

该研究表明，在高胸阻抗情况下，基于电流的阻抗补偿技术远比基于时间的阻抗补偿技术效率更高。该研究同时发现，也许是除颤电流而非除颤能量，在影响除颤成功率方面发挥着更加重要的作用。

9. 胸外按压时相与除颤质量相关性的研究 近年来，不间断胸外按压对提高患者存活率和胸外按压质量的重要作用受到越来越多专家学者的重视。随着隔离手套和隔离毯的问世，以及抗干扰节律检测算法技术的进步，在电击除颤的同时进行连续无间断的胸外按压变得切实可行。如何将胸外按压与电击除颤做到高质量无缝衔接，两者的最佳时相关系显得尤为重要。Li Y. 等基于大量室颤猪的模型，开展了胸外按压时相与除颤质量相关性研究。研究结果表明，与胸外按压其他时相相比，在胸外按压减压期的心电电击除颤获得了较大的除颤成功率。Li Y.等将整个胸外按压过程分为 A、B、C、D、E 5 个阶段，如图 6-12 所示。实验结果表明，相比 A、E 阶段，在胸外按压减压期（B、C、D 阶段）进行除颤，复苏存活率最高（图 6-13）。相比之下，在减压期的除颤质量要明显优于其他阶段。减压阶段除颤的复苏成功率要比加压阶段高 24%，比标准间断按压除颤高 14%。

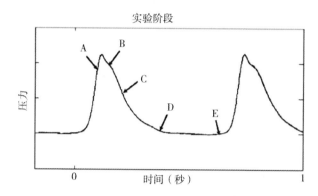

图 6-12　Li Y.等研究中胸外按压 5 个不同的除颤阶段

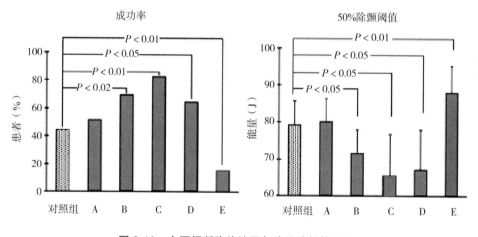

图 6-13　在不间断胸外按压各阶段除颤效果对比

A.加压期；B.减压早期；C.减压中期；D. 减压晚期；E.按压准备期

此外，实验还发现在按压即将开始时（E 阶段）进行电击除颤，除颤质量最差（E 阶段除颤复苏成功率 vs.标准除颤复苏成功率：15% vs.44%，$P < 0.05$）。其原因可能在于，E 阶段除颤之后随之而来的胸外按压影响了除颤过程，从而导致按压质量降低。

已有研究证实，由胸外按压导致的心脏血流和肺部空气的减少将直接影响所需除颤能量和电流的大小。因此，Li 等推测，造成胸外按压各阶段除颤效果不同的主要原因在于按压过程中，心脏几何形状发生变化，在按压减压阶段，心脏形状仍保持按压结束时的小体积状态，而较小的心脏容积可减小除颤电流传播路径，从而降低除颤需要的能量。开展胸外按压时相与除颤质量相关性的研究，将对未来除颤器的不间断胸外按压除颤功能设计提供可行可靠的解决方案。

美国心肺复苏指南提出了 4 种除颤电极位置摆放方法：前侧式（AL），前后式（AP）、前-左肩胛式和前-右肩胛式。AL 和 AP 是两种最常用的除颤方式。一些临床研究表明，在房颤复律除颤时，AP 位置比 AL 位置消耗更少的总能量。

意大利米兰 Mario Negri 研究所的 Giuseppe Ristagnoa 等开展了小型猪（12～15kg）模型 AP 与 AL 除颤位置对比研究。在该实验中，AP 组的正电极放置在左胸骨旁，负电极放置在后背正对心脏的位置，而心脏正好在正、负电极之间；AL 组的正电极放置在右前胸位置，负电极放置在左侧腋下正对心脏的位置，心脏位于正、负电极之间。该实验分别对这两组动物进行除颤实验，除颤能量分别为 10J、20J、30J、50J 和 100J，除颤总数达 246 次（AP 组 128 次，AL 组 118 次）。在 AP 组，利用 10J 能量进行除颤的成功率为 0，而利用 70J 能量除颤的成功率为 100%（无须使用 100J 能量除颤）；在 AL 组，分别利用 10J 和 20J 进行除颤的成功率均为 0，而以 70J 能量进行除颤，其除颤的成功率并未达到 100%。在 10～70J 的 242 次除颤实验中，同样除颤能量下，AP 组的整体除颤成功率要远高于 AL 组（65.6% vs. 43.0%，P=0.0005）。在胸阻抗、最大除颤电压和平均除颤电流无差异的情况下，AP 组与 AL 组利用 20～50J 能量的除颤成功率差异最大。AP 和 AL 两组除颤能量剂量响应曲线如图 6-14 所示。AP 组的 DFT50（即除颤成功率为 50% 的能量阈值）要明显小于 AL 组（27.7J±6.9J vs. 49.3J±13.4J，P=0.04）。DFT50 情况下单位体重的除颤剂量 AP 组也要明显小于 AL 组（2.1J/kg±0.4J/kg vs. 3.6J/kg ±0.9J/kg，P=0.041）。Paulus Kirchhof 等在一项针对 108 名房颤患者的临床急救试验中，开展了 AP 与 AL 位置方式的除颤成功率对比研究，研究同样发现 AP 方式的成功率要高于 AL 方式［AP vs. AL：49/50（98%） vs. 33/50（78%）］。该实验研究中，AP 和 AL 方式在不同除颤能量下的除颤累积成功率对比如图 6-15 所示。

也有实验研究表明，AP 和 AL 两种方式在双相波除颤成功率上并无显著差异。Julija Braždžionytė 等通过总结 103 名（AP 组患者 48 名，AL 组患者 55 名）房颤患者在 AP 和 AL 两种方式下的除颤成功率（窦性节律恢复）时发现，AP 组和 AL 组均仅有一名患者未成功恢复自主窦性节律（AP vs. AL：47/48 vs. 54/55）。两组在平均除颤次数（AP vs. AL：1.58±0.85 vs. 1.35±0.7）、平均除颤能量（AP vs. AL： 202.08±164.04 J vs. 159.45 J±146.65 J）和除颤成功率（97.92% vs. 98.18%）方面均无较大的差异。

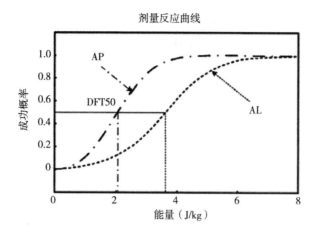

图 6-14　Giuseppe Ristagnoa 实验

AP 和 AL 两组实验的除颤能量剂量响应曲线，DFT50 为除颤成功率为 50% 的能量阈值

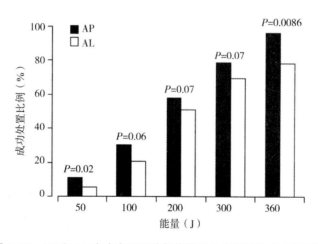

图 6-15　AP 和 AL 方式在不同除颤能量下的除颤累积成功率对比

此外，有研究提出了与此截然相反的观点：相比 AP 方式，AL 方式的除颤耗能低，且除颤成功率大于 AP 方式。Tim Risius 博士通过对 96 名房颤患者的除颤急救发现，AL 组首次 50J 的除颤成功率要远大于 AP 组[AL vs. AP：35/48（73%）vs 18/48 （36%）]，而 AL 组的平均除颤能量（AL vs AP： 65J±13J vs. 77J±13J，P=0.001）和平均除颤次数（AL vs. AP： 1.48±1.01 vs. 1.96±1.00，P=0.001）却小于 AP 组（图 6-16）。

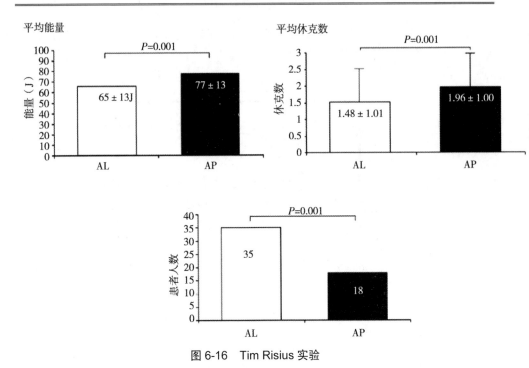

图 6-16 Tim Risius 实验

目前，最优除颤位置之争并无定论。而导致众多研究结果不同甚至矛盾的影响因素主要包括实验研究设计方法差异、判别除颤成功标准差异、除颤水平与技术差异和患者的个体差异。如何在限制以上因素的情况下，可靠准确地判断最优除颤位置，将是今后体外除颤领域的一个重要研究方向。

1. 双相波形除颤效果研究　　大量动物实验和临床研究表明，双相波除颤技术比单相波具有更高的除颤效率。双相波电击除颤可显著降低所需能量水平，减少患者复苏预后的心肌损伤。双相波电极效果更好，可能是由于其在第二相期间使电击后跨膜电压均质分布。研究者一致认为最佳双相波型结合最适第一相/第二相电流输出比率在终止室颤和其他折返性心律方面较单相波更加有效。

与单相波技术不同，由于制造商的差异，双相波波形设计和除颤效果也具有明显差异。目前，在体外除颤仪中常用的双相波包括双相指数截断波形（biphasic truncated exponential waveform，BTE）、双相方波波形（rectilinear biphasic waveform，RBW）和双相脉冲波形（pulsed biphasic waveform，PBW）（图 6-17）。

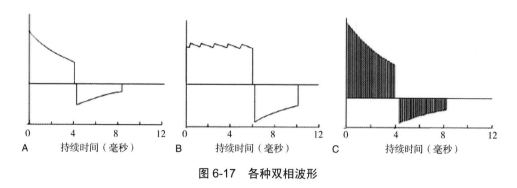

图 6-17　各种双相波形

A.双相指数截断波形（BTE）；　B.双相方波波形（RBW）；C.双相脉冲波形（PBW）

BTE（图 6-17A）设计的初衷是用在心脏起搏器中，作为起搏器的电刺激波形。1996 年，名为 ForeRunner 的自动体外除颤器（AED）首批上市。它使用的是阻抗补偿的 BTE，每次电击释放 150J 的固定能量。随后，其他双相波也被批准应用于临床，大部分使用 BTE 设计。阻抗补偿往往是通过延长时相持续时间及调整第一相的斜率来实现的。最长持续时间一般不超过 20 毫秒。部分双相波除颤器的能量可以递增，最大达 360J。目前，BTE 已作为最常用的除颤波形应用于各大起搏器供应商的产品中。由于 BTE 在起搏器中的应用较早，该波形已被大量研究证明具有有效安全的电击除颤性能。

RBW（图 6-17B）是专为体外除颤仪设计的电击除颤波形，能够适应患者多种胸阻抗水平。尽管高阻抗与 200J 的除颤能量使这种波形的第一相斜率与 BTE 形态相似，但由于除颤主要是通过第一相的电流来实现的，因此这种波形在第一相期间的电流相对恒定。尽管时相期间恒定（第一相 6 毫秒和第二相 4 毫秒），阻抗补偿波形可通过增加能量来实现。因此，为了阻抗补偿，实际输出能量要高于选择能量。RBW 经过了大量多中心随机预测实验，众多研究表明，RBW 在终止室颤和房颤方面比传统单相正弦衰减波形和单相截止波形具有更加优秀的性能。但是，与 BTE 相比，基于 RBW 的除颤方式在房颤治疗方面其优势并不显著。

PBW（图 6-17C）是近年来出现的一种新型除颤波形。该波形在欧洲已获准应用于临床，在美国尚未获批准。高频斩波旨在以极低能量如 90～130J 取得较高的电击效率。已有实验研究证明，该除颤波形具有良好的除颤性能。与 BTE 一样，PBW 也分别具有相位相反的两个放电除颤阶段；而与传统 BTE 不同之处在于，PBW 相位相反的两个阶段由一系列方波脉冲组成。Yongqin Li 等建立了猪模型，对比了 PBW 和 RBW 两种除颤波形在除颤效率方面的差异。该研究发现，尽管 PBW 具有较高的峰值电压，但在平均电流、除颤能量和复苏成活率方面，PBW 和 RBW 两种双相波形并无明显不同。

2. 室颤持续时长对除颤效果的影响　目前，大部分除颤相关的研究均基于健康的动物模型。这些研究通常利用电击刺激心脏的方法诱发室颤，15～45 秒后进行除颤。但是，现实情况下，绝大部分患者往往在发生心搏骤停 5～7 分钟后才得到除颤。Jones 等利用兔心脏模型对比单相波（5 毫秒方波）和不对称的双相波（每个时相是 5 毫秒，$V_2=50\%V_1$）在 5、15 和 30 秒时进行除颤的效果。结果显示，尽管室颤时间不同，双相波所需的电压和能量阈值都大大低于单相波，而且随着室颤时间的延长，双相波显示出更大的相对效能。室颤持续 5 秒时，双相波除颤所需的能量阈值是单相波的 0.67 倍；室颤持续 15 秒时，降低到 0.62 倍；而室颤持续 30 秒时，此比例为 0.52 倍。

Walcott 等利用犬作为复苏模型，对比单相阻尼正弦波和双相阻尼正弦波的相对效能，分别制成 15 秒和 5 分钟的室颤模型。15 秒时，单相阻尼正弦波除颤阈值为 54J±19J，双相阻尼正弦波除颤阈值为 38 J±10J；5 分钟之后，单相阻尼正弦波除颤阈值上升 48%（80 J±30J）；相反，对于双相阻尼正弦波除颤阈值仅仅上升了 8%（41 J±5J），远低于单相阻尼正弦波上升幅度（图 6-18）。

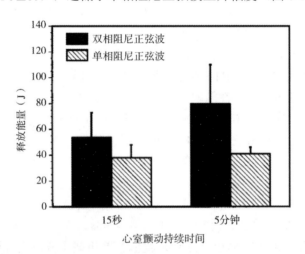

图 6-18　单相阻尼正弦波和双相阻尼正弦波在心室颤动持续时间 15 秒和 5 分钟时的除颤阈值对比

在人体室颤持续时间对电击效能影响方面，也有相应临床实验数据的统计。Higgins 等在那些进行电生理检查时体内除颤失败的患者中，利用 200J 单相阻尼正弦波进行除颤，有 96% 的患者除颤成功。Weaver 等的研究结果显示，对于院外发生室颤的患者，利用 175J 单相阻尼正弦波进行除颤，61% 的患者除颤成功。此外，除颤能量增加到 320J 也不会增加除颤的成功率。这些结果提示，对于人体而言，随着室颤时间的延长，单相阻尼正弦波除颤的效能逐渐降低。在双相波除颤效能方面，Bardy 等的研究结果显示，对于体内除颤失败的患者，首次给予 130J

的双相截形指数波除颤，86%的患者除颤成功（平均室颤持续时间为 15 秒）。Schneider 等的研究结果显示，利用波形相同（双相截形指数波）但首剂能量不同（150J）的电击除颤，96%的患者除颤成功（室颤持续了 9.2 分钟±2.9 分钟）。人体室颤持续时间与动物实验结果一样，随着室颤时间的延长，双相波效能并无明显下降。

第三节　复苏器材的技术要求

灾害救援条件下的复苏器材应用环境特殊，应适合不同环境下的保障要求。

一、复苏器材通用技术要求

（一）快速性

对于危重症患者，需要尽快获取其气胸、内出血、心搏骤停、休克等致命性伤情并加选择适当的复苏器材装备进行针对性救治；复苏手段以胸外按压、气道清理、通气支持、血液灌注为主，核心在于快速，复苏装备应保证在"白金 10 分钟"内完成复苏任务，确保生命体征的维持。

（二）携行性

复苏器材应体小质轻，携行方便，满足不同空间环境下的方便实用，取拿方便，展收迅速，操作简单。

（三）可靠性

复苏器材应坚固耐用，使用年限和存储时间应符合相关标准；零部件维修和整机维护方便，使用标准通用的零部件。

（四）配套性

复苏器材应整机配套，不同复苏器材之间应考虑相互配套、零配件配套。防止出现接口不符、管路不通等现象。

（五）适应性

复苏器材应适应特殊环境要求，包括适于海上舰船内的颠簸、高温高湿环境；飞机或直升机内的电磁兼容环境；高原地区的低气压和寒冷环境及核生化污染环境等。

二、具体技术要求

（一）胸外按压心肺复苏器

按压频率：（100±5）次/分。

按压深度：4～6cm。

按压释放比：（50±5）%。

体积：≤0.06m^3。

重量：≤8kg。

工作温度：0～40℃。

（二）急救呼吸机

电源：12～15VDC。

通气模式：IPPV、A/C、A/C+Sigh、SIMV、SPONT。

分钟通气：1～45L/min。

供气压力：2.7～6.0 次/分。

吸呼比：4∶1～1∶4可调。

呼吸频率：2～60 次/分。

潮气量：50～1500ml。

氧浓度：60%～100%。

整机功率：≤50VA。

体积：≤0.008m^3。

重量：≤3.5kg。

（三）除颤仪

波形：双相方波。

电能选择：预先设定的成人能量除颤水平。

充电时间：≤10 秒。

除颤建议：振幅大于 100μV 的心室颤动；心率＞150 次/分的宽 QRS 波群室性心动过速。

患者有效电阻范围：10～300Ω。

心电图导联：Ⅱ导联。

心电图振幅范围：±5mV。

心率报警：心动速度，250 次/分；心动过缓，30～100 次/分。

第四节　几种典型的复苏器材

一、LUCAS自动心肺复苏器

LUCAS是由瑞典JOLIFE公司设计的一款替代人工胸外按压的自动化便携急救工具。LUCAS严格依照国际心肺复苏指南要求，提供频率为100次/分、深度为0.45～0.6m的主动加压减压式胸外按压（ACD-CPR）。该款产品拥有连续按压与按压通气比为30∶2的两种胸外按压模式，独立电池供电工作时长可达40分钟。目前，LUCAS已广泛应用于欧洲，尤其是北欧的医疗紧急救治过程中。

（一）LUCAS的驱动机构设计

LUCAS自动胸外按压器驱动机构的主体结构由滚珠螺杆机构、活塞、直流无刷电机和控制单元组成。其中，滚珠螺杆机构包括滚珠螺杆、螺杆帽和螺杆固定架；活塞包括活塞主体、活塞主体底部的按压盘和吸盘、活塞主体内的一级弹簧及二级弹簧。螺杆固定架将螺杆帽包裹固定，末端穿过活塞主体顶端，其下沿紧贴一级弹簧。螺杆机构和活塞均安装于圆柱外罩内。外罩固定于腔体基座上。直流无刷电机驱动齿轮转动，齿轮带动皮带轮转动。滚珠螺杆连接皮带轮，皮带轮转动时，滚珠螺杆将以同样的转速转动。

滚珠螺杆机构是将电机水平转动运动转变为垂直直线运动的关键部件。当滚珠螺杆转动时，螺杆帽将沿着螺杆进行垂直运动。滚珠螺杆长度为15～18cm。螺杆水平顺时针转动，螺杆帽向下垂直运动；螺杆水平逆时针转动，螺杆帽向上垂直运动。因此，当螺杆不断进行周期性顺时针和逆时针转动变化时，螺杆帽将进行垂直往复运动。螺杆固定架随着螺杆帽的运动而运动，并与螺杆帽的运动保持一致。当螺杆固定架向下运动时，固定架下沿下压一级弹簧，从而带动活塞主体向下运动；当螺杆固定架向上运动时，固定架下沿上压二级弹簧，带动活塞主体向上运动。

活塞主体、螺杆固定架、螺杆和圆柱外罩同轴。直线轴承将活塞主体和螺杆固定架固定，防止其与圆柱外罩轴向产生偏移。活塞主体表面有轴承凹槽，直线轴承可以嵌入凹槽中，将活塞主体固定，防止其在轴向上产生偏移，如图6-19所示。

固定架凸起嵌入活塞主体顶部的法兰凹槽内，保证固定架与活塞主体同轴，防止产生偏离轴向的转动（图6-20）。

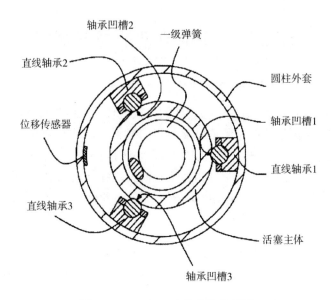

图 6-19 LUCAS 电机机构横截面

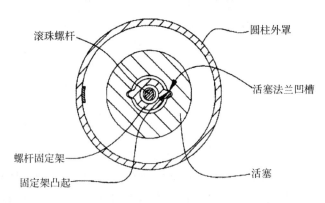

图 6-20 LUCAS 驱动机构横截面

（二）按压深度力度检测方式

圆柱外罩内壁设置位移传感器，活塞主体外壁设置位移滑片，实际按压深度 1 即为位移滑片滑动的距离（L_1-L_2）。位移传感器的位移数据接口 PQ 直接与控制单元的位移数据接口 P′Q′ 相连。螺杆固定架移动的距离为 m（M_1-M_2），该位移数据可通过译码器记录皮带轮转动圈数换算成螺杆固定架移动距离。

由于在按压过程中人体胸廓对按压的阻力作用，一级弹簧会产生形变，形变大小为 o（O_1-O_2）$-p$（P_1-P_2），$o-p=m-l$。按压压力 $F=(m-l)\times E_1$。E_1 为一级弹簧的弹性系数。E 的取值范围为 80～130N/mm，通常情况下 E_1=100N/mm。二级弹簧弹性系数 E_2 的取值范围为 0.1～0.2N/mm，通常情况下

$E_2=0.15N/mm$。如图 6-21 所示。

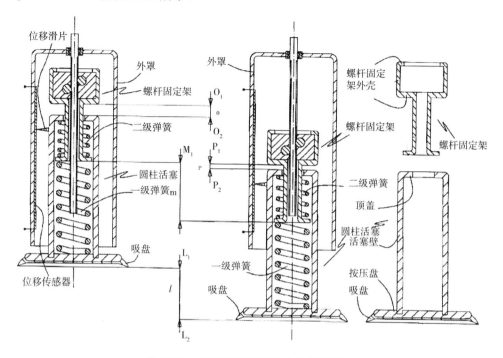

图 6-21　LUCAS 按压深度力度检测图

（三）保护措施设计

1. **最大压力限制**　为了防止胸外按压压力过大，对患者胸壁造成损伤，需要限制胸外按压力度。当螺杆固定架上的限制器卡死在活塞顶端时，一级弹簧不再受到向下的压力，弹簧最大形变量为 5mm。通常情况下，按压深度为 4~5cm，最大按压力度为 700N。

2. **初始按压位置锁定**　初始按压位置锁定方式有两种：自动方式和手动方式。

（1）自动方式：按压开始后，电机驱动活塞自动向下移动，当检测到胸壁对按压头的阻力（一级弹簧或二级弹簧发生形变）时，停止按压。此时，存储记录当前活塞主体的位置，这时的位置即为按压初始位置。

（2）手动方式：操作人员下拉按压头，直接手动将按压头紧贴于患者胸壁。然后，存储记录当前活塞主体的位置，此时的位置即为按压初始位置。

3. **软启动**　为了防止按压开始时，大位移按压造成患者胸部损伤，LUCAS采用了软启动方式，即在按压开始时，增加按压过渡期，按压深度随着按压次数的增加呈线性或非线性增加，直到按压深度达到设定预置。过渡期的按压次数可以为 3~25 次，通常情况下为 10 次（图 6-22）。

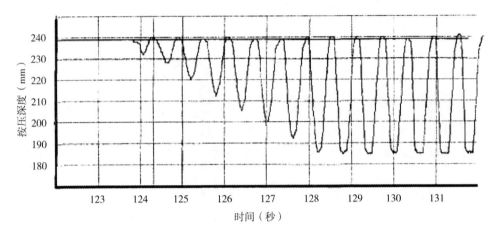

图 6-22　LUCAS 软启动

（四）LUCAS 的应用研究

瑞典 Lund 大学附属医院的 Steen 等对 LUCAS 进行了猪模型实验，并与常规胸外按压效果进行对比。

研究发现，基于 LUCAS-CPR 组的动物中有 83%恢复了自主循环，而基于标准心肺复苏组无一恢复自主循环。LUCAS-CPR 组动物的 CPP 值要明显高于人工 CPR 组（17mmHg±1mmHg vs. 10mmHg±2mmHg）。此外，LUCAS-CPR 组与人工 CPR 组相比，其心排血量（0.9 L/min±0.1L/min vs. 0.5 L/min±0.1L/min）、颈动脉血流量（58ml/min±4ml/min vs. 32ml/min±5ml/min）和呼气末二氧化碳浓度（2.8%±0.1% vs 2.0%±0.2%）均得到显著提高。Steen 的课题组随后对 LUCAS 进行了人体试验，同样取得了理想的效果。

2002 年，研究人员在瑞典对 LUCAS 进行了全面的院前急救测试。LUCAS 作为心肺复苏的主要装备，配备在三辆救护车中。利用 LUCAS 对 100 名心搏骤停患者实施了心肺复苏，其中有 31%患者恢复自主循环。随后，将现场恢复自主循环的患者送往重症监护室，对其进行进一步的治疗和监护。据统计，在所有心搏骤停后 15 分钟内获得 LUCAS 救治的患者中，63%室颤患者成功重建了稳定的血液循环，25%室颤患者在救治存活 30 天后，神经状态恢复良好；26%的心脏停搏患者重建了血液循环，5%心脏停搏患者存活时间在 30 天以上。相反，如果患者在心搏骤停后，超过 15 分钟仍未得到 LUCAS 的及时救治，那么其成活率几乎为 0 。基于 LUCAS 在紧急救治过程中的出色表现，2005 年瑞典斯科纳（Skane）省将其作为常规且必备的心肺复苏装备配备在了所有的急救医疗队中。目前，美国临床急救中也常常看到 LUCAS 的影子。

二、AutoPulse 自动心肺复苏器

AutoPulse 由美国 ZOLL 公司研制开发，采用负荷分布式立体按压模式，将有效提高胸外按压质量。与常规的气动或手动单点按压模式不同，AutoPulse 采用了围绕整个胸廓的按压带，将按压负荷均匀分布在胸廓，实现立体按压。在胸部束带抽紧时，将力量均匀分布到整个前胸部位，产生向下的压力，形成 20% 的胸部前后径变化，从而提高血管内压力，增加血流灌注，同时由于胸廓受力均匀，避免了徒手复苏时可能出现的肋骨损伤。目前，AutoPulse 已获得美国 FDA 认证，开始在全球推广使用。

AutoPulse 的驱动机构设计如下。

1. 驱动链结构设计　AutoPulse 束带式胸外按压系统驱动链由转动轴、齿轮盒、离合器、电机和刹车组成（图 6-23）。电机通过离合器和齿轮盒驱动转动轴，通过转动轴带动束带进行胸外按压。其中，离合器按照一定的控制方式，离合电机和转动轴，控制束带的伸缩。齿轮盒将电机转速减速或加速为适当的转动速度。刹车及时停止电机或转动轴的转动。转动轴上的凹槽用来固定束带，使其随着转动轴的转动而伸缩。

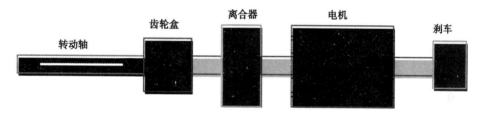

图 6-23　驱动链结构设计

AutoPulse 系统内部结构如图 6-24 所示，主要特点为：束带转轴，长 7.62cm 宽 2.54cm；隔板边缘为泡沫塑料，用来防水，保护各控制模块；每个产热器件之间加散热片，用来散热；当检测到温度过高时，提醒救助人员到阴凉的地方，并自动开启风扇。

外部结构如图 6-25 所示。

2. 束带及束带按压底板设计（图 6-26）　束带（图 6-27）由按压带、过渡带、驱动带和固定轴组成。按压带较宽，作用面积大，方便挤压患者胸部。在按压过程中，两个按压带重叠放置，利用按压带上的卡钩或其他固定装置，将两个按压带固定锁紧。驱动带较窄，方便驱动轴卷缩控制。在驱动带上设有长度刻度标识符，用来检测伸缩长度。固定轴处于束带正中，在按压前，将其嵌入电机转动轴的凹槽中，即可固定束带。驱动带嵌入束带凹槽中，同时，在束带上方添加

了束带盖板，以固定束带的活动位置。

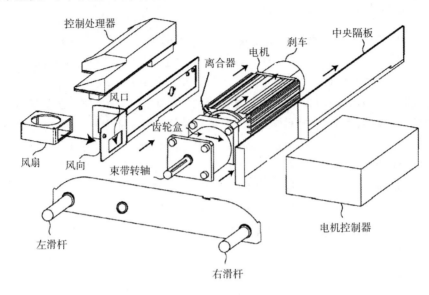

图 6-24　AutoPulse 内部结构

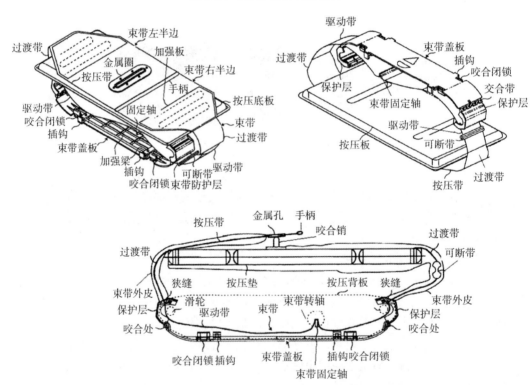

图 6-25　AutoPulse 外部结构

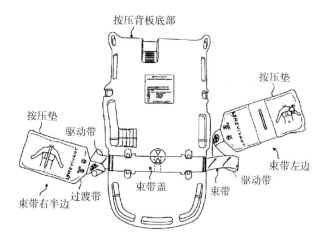

图 6-26　AutoPulse 系统底视图（束带和束带按压底板）

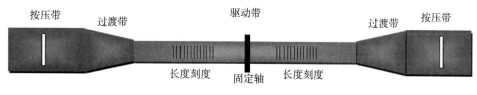

图 6-27　AutoPulse 束带

3. AutoPulse 的研究应用　美国斯坦福大学 Fumiaki Ikeno 为对比 Auto Pulse-CPR 与人工 CPR 在血流动力学和复苏存活率方面的差异，基于猪室颤模型（$n=46$）开展了动物心肺复苏实验。胸外按压方式分为 3 种：A-CPR（应用 AutoPulse 实施的心肺复苏，$n=22$）、C-CPR20（按压深度为胸厚 20% 的传统标准人工 CPR，$n=10$）和 C-CPR30（按压深度为胸厚 30% 的传统标准人工 CPR，$n=12$）。用 A-CPR 方式进行的心肺复苏明显提高了室颤猪模型的 CPP（A-CPR vs. C-CPR20 vs. C-CPR30：16 mmHg±1mmHg vs. 7 mmHg±2mmHg vs. 11 mmHg±2 mmHg，P ＜0.05）。心肌血流量也在 AutoPulse 的作用下得到了显著改善（A-CPR vs. C-CPR20 vs. C-CPR30：23% vs. 0 vs. 4%，$P<0.05$）。此外，AutoPulse 还大幅度增加了大脑血流量（A-CPR vs. C-CPR20 vs. C-CPR30：40% vs. 4% vs. 19%，$P<$ 0.05）。A-CPR 组有 73%（16/22）的动物成功重建血液循环；64%（14/22）的动物脑功能恢复正常。C-CPR30 组有 33.3%（4/12）的动物成功重建血液循环，但是只有 1 只动物的脑功能恢复正常。C-CPR20 组没有动物成功重建血液循环。此外，C-CPR30 组中有 67% 的动物肋骨发生骨折，33% 发生肺损伤。A-CPR 组和 C-CPR20 组并无此骨折和脏器损伤并发症的发生。

2004 年，巴西圣保罗医学院的 Sergio Timerman 开展了一项 AutoPulse-CPR

与人工 CPR 的对比实验。研究发现，AutoPulse 组患者相比人工 CPR 组患者拥有较高的峰值主动脉压（153mmHg±28mmHg vs. 115mmHg±42mmHg，$P<0.0001$）和平均动脉压（70mmHg±16mmHg vs. 56mmHg±15mmHg，$P<0.0001$）。此外，利用 AutoPulse 进行 CPR 的患者在胸外按压放松期主动脉血压与右心房压之差（CPP）要远高于人工 CPR 组的患者（20 mmHg±12mmHg vs. 15 mmHg±11mmHg；$P<0.015$；95% CI：8.7，1.2）（图 6-28）。

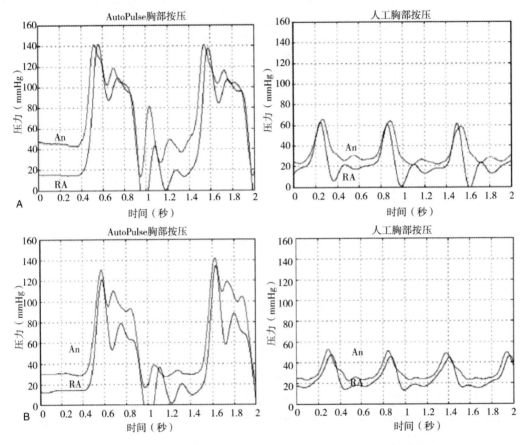

图 6-28　胸外按压期间人工 CPR 与 Auto-CPR 主动脉压与右心房压曲线对比

A、B 分别为两名患者，A 患者 CPR 为最大，B 患者 CPR 接近平均值

2004 年 9 月至 2005 年 5 月，德国波恩大学的研究人员开展了 AutoPulse 院前急救试验。波恩紧急医疗中心的医务人员将 AutoPulse 作为主要急救装备，累计对 46 名患者进行了 CPR，其中有 54.3%患者恢复了自主血液循环（25/46）；39.1%（18/46）患者被送往 ICU 重症监护室（有 7 名患者在转运中死亡）；30.4%（14/46）患者存活时间长达 72 小时以上；最终患者出院率为 21.8%（10/46）。利用 AutoPulse

复苏之后，未发现胸肋骨骨折、脏器损伤等并发症的发生。AutoPulse 是一种便携安全的机械胸外按压装备，可提供高效可靠的胸外按压治疗，在急救复苏中表现出色。

近年来，随着 AutoPulse 的临床应用逐步广泛，但也有文章报道 AutoPulse 并不能增加患者复苏率，甚至降低患者神经功能恢复效果。AutoPulse 的临床效果与作用目前仍在争论中，还需大量实验进行验证充实。

三、万曼 MEDUMAT Transport 急救转运呼吸机

MEDUMAT Transport 不仅能提供急救转运时所需的所有通气模式，而且是世界上首台具有呼气末二氧化碳浓度实时监测功能的急救转运呼吸机（图 6-29）。即使在抢救或转运重症患者时出现任何呼吸异常，急救人员或医生都能凭借 MEDUMAT Transport 找到最合适的治疗方案，得心应手地处置瞬息万变的突发状况。

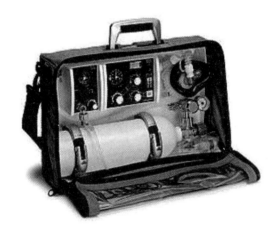

图 6-29　万曼 MEDUMAT Transport 急救转运呼吸机

（一）万曼 MEDUMAT Transport 急救转运呼吸机的特点

1. 功能强大　多达 7 种容控/压控、有创/无创通气模式，并具有预吸氧、NIV 漏气补偿和窒息后备通气模式；集成幼儿、儿童和成人急救模式，紧急情况时可一键切换。

2. 监测全面　实时监测氧浓度、潮气量、分钟通气量、通气频率和自主呼吸频率、呼末二氧化碳、峰压、平台压、平均压及漏气量等参数；可同时显示呼气末二氧化碳浓度、气道压力和流量 3 种波形；独特的氧浓度监测技术，监测过程中氧气量零消耗。

3. 配置高端　7 英寸 TFT 大屏幕、高分辨率、高亮度彩色 LED 显示；独有

USB 升级维护接口，可不断升级添加最新模式和功能。

（二）万曼 MEDUMAT Transport 急救转运呼吸机的通气控制原理

1. 控制通气（CMV 或称 IPPV）　使用此方式时，患者不能控制气流释放，呼吸机不管患者自主呼吸的情况如何，均按预调的通气参数为患者提供间歇正压通气。主要用于无自主呼吸或自主呼吸很弱的患者及处于麻醉状态下应用肌肉松弛剂的患者。模式的波形如图 6-30 所示。

特点：吸入潮气量恒定，需要根据患者预定；预定呼吸频率；需要预定吸呼比；呼气向吸气转换采用时间切换。

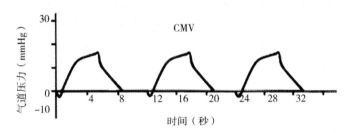

图 6-30　控制通气模式波形

2. 辅助通气（AMV 或称 SIPPV）　在该通气模式下患者能控制呼吸频率，但呼吸的潮气量、吸呼比仍由呼吸机控制。对于神志清醒，有自主呼吸能力，但给不出足够呼吸功的患者，需要呼吸机辅助呼吸。

辅助呼吸与控制呼吸方式的不同特点如下：预调触发压力；当患者自主呼吸达触发压力时，机器按预调参数为患者通气；控制通气频率设定值应较总呼吸频率低几次/分。辅助呼吸波形示意图如图 6-31 所示。

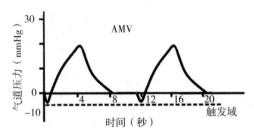

图 6-31　辅助通气模式波形

3. 辅助-控制通气（A/C）　该模式是将 CMV 和 AMV 特点结合应用。如 AMV 那样，患者的吸气用力可以触发呼吸机送气而决定通气频率。然而，又如 CMV，预设通气频率的"程序"也输入呼吸机作为备用。因此，患者依靠吸气用力地触发可选择高于预设频率的任何频率进行通气，如果患者无力触发或自主呼吸频率低于预设频率，呼吸机即以预设频率取代和传送潮气量。结果，触发时为辅助通气，没有触发时为控制通气。它既可以提供与自主呼吸基本同步的通气，又能保证自主呼吸不稳定患者的通气安全,提供不低于预设的通气频率和通气量。辅助-控制通气呼吸波形示意如图 6-32 所示。

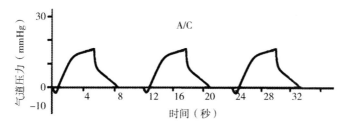

图 6-32 辅助-控制通气呼吸波形

4. 同步间歇指令性通气（SIMV） 这是一种由患者自主呼吸和机器指令通气的组合方式。主要用于撤机前从强制通气到自主呼吸的过渡。自主呼吸频率和潮气量由患者控制，间隔一定的时间（可调）进行同步机控呼吸。若在等待触发时期（称同步触发窗）内无自主呼吸，在触发窗结束时呼吸机自行给予一次机控呼吸，这样可避免人机对抗的产生。触发窗一般为机控呼吸周期的 25%，例如：预调机控呼吸频率为 12 次/分，其呼吸周期为 5 秒，触发窗为 1.25 秒，在触发窗内允许患者自主呼吸；若在此期内无自主呼吸或较弱不能触发，在 5 秒结束时即给予一次机控呼吸。使用 SIMV 时，自主呼吸由患者触发同步，因此要设定触发电平。 同步间歇指令性通气呼吸波形示意图如图 6-33 所示。

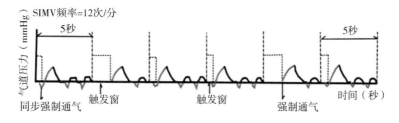

图 6-33 同步间歇指令性通气模式波形

5. 自主呼吸模式（SPONT） 患者通过按需活瓣持续正压气流系统进行自主呼吸。在此模式下，患者已恢复自主呼吸，此时呼吸机仅提供持续正压气流。患者呼吸时的潮气量、呼吸频率、吸呼比均由患者自己控制。自主呼吸通气呼吸波形示意图如图 6-34 所示。

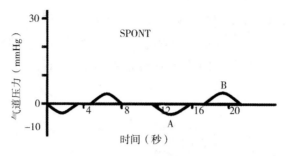

图 6-34 自主呼吸模式波形

A.吸气相波形；B.呼气相波形

6. 叹息（Sigh） Sigh 是在 IPPV 的基础上每隔一定次数来一次约 2 倍潮气量的深吸气，适用于长期需要机械通气的患者，也可用于胸科手术的"扩肺"。在"扩肺"时，由于要连续几次叹息，这时需要医护人员在 IPPV 和 Sigh 两种通气方式间来回转换几次。叹息时由于潮气量加倍，气道压力峰值增加，故气道压力上限设定值应提高，即较叹息时的压力峰值再高 1kPa，其他参数设定均与 IPPV 相同。

四、AED Pro 除颤仪

AED Pro 除颤仪由美国 ZOLL 公司研发设计，具有先进的功能，可满足基本生命支持和高级生命支持的急救需要。高分辨率 LCD 显示屏可以为急救人员提供可视的 3 导联心电监护波形。AED Pro 除颤仪的独特之处还在于它具备 Real CPR Help® 心肺复苏按压实时反馈功能，通过这种功能，急救人员可以通过视听来判断在实施 CPR 期间采取的胸部按压速率和深度是否合适。Real CPR Help 包括一个节拍器和一个按压深度显示。节拍器设置为美国心脏病学协会（AHA）推荐的每分钟 100 次的频率，屏幕按压深度显示能够通过声音和（或）屏显帮助急救人员达到最佳按压速率和深度。AED Pro 可以让专业急救人员通过 See Thru CPR® 功能来查看患者不受 CPR 按压干扰的基本心电图。

目前，ZOLL 除颤仪主要使用双相波除颤技术进行电极除颤。该技术拥有更高的转复率和更小的心肌损伤。其特点是除颤电流是双向脉冲形式释放的电流，通过阻抗补偿的方法来使流经不同阻抗人体的放电电流基本保持一致。

AED Pro 除颤仪原理图如图 6-35 所示，包括电极、受控于主控制器的胸阻检测电路、充电电路和放电电路，其中充电电路和放电电路的原理框图如图 6-36 所示。

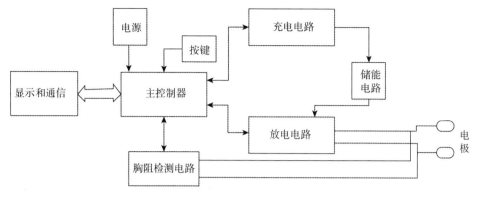

图 6-35　AED Pro 除颤仪原理图

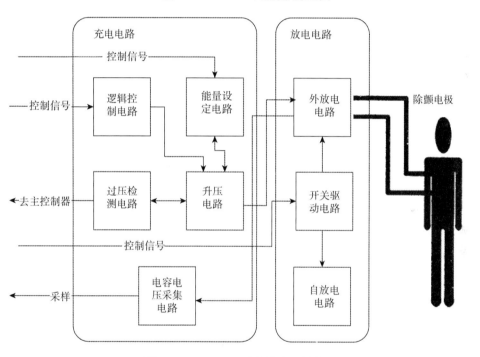

图 6-36　AED Pro 除颤仪充、放电原理

　　AED Pro 除颤仪上电后，阻抗检测电路先检测人体阻抗；主控制器判断该阻抗落入预定的正常组织范围之后，进行除颤控制，否则根据情况控制设备发出不同的报警信号。这些异常情况包括：胸阻不在预定的范围之内，或因导联脱离无法检测胸阻。具体除颤过程如下：当按下充电按键后，主控制器发送启动信号给逻辑控制电路，使其产生一系列信号来控制并启动升压电路，从而给高压电容充电；同时，电容电压采集电路把采集到的该高压电容电压送往主控制器与预设电压做比较，当该电压达到预设值时，电容电压采集电路会发出控制升压电路停止

工作的命令，从而完成充电。在充电过程中，能量设定电路和过压检测电路同时对高压电容电压进行监控：当能量设定电路检测到电压达到设定值时，该电路会产生控制信号结束充电；当过压检测电路检测到充电超压时，该电路也会产生控制信号结束充电，同时产生充电结束控制信号送往主控制器，进而通过逻辑控制电路控制高压电容进行内放电。当按下放电按键，或设备按预定条件自动进入放电过程时，外放电电路和内放电电路分别经开关驱动电路在主控制器的控制下，释放除颤能量和剩余能量。

AED Pro 除颤仪的放电相关设置参数包括电荷比、预定波形参数和放电起始电压。其中，电荷比值是第二相脉冲和第一相脉冲的释放电荷量之比。电荷比理论作为一种从生物电机制层面上来解释除颤效果的理论，正被许多研究除颤机制的研究人员所接受。研究发现，除颤波形的电荷比为 0.3~0.5 时可以得到较高的除颤转复率，其具体值与预定波形、电路特性等因素有关。通常将两相的脉冲周期固定，第一相除颤脉冲的固定周期可选范围为 4~10 毫秒，第二相除颤脉冲为 3~6 毫秒，在该范围内选取一个恒定值，不随患者阻抗和设定除颤能量的改变而改变。此外，放电起始电压的设置在除颤过程中也相当重要。准确的能量释放是保证除颤波形质量和较高除颤转复率的有效措施之一。而除颤时，高压电容实际释放能量和患者阻抗、包括放电周期在内的硬件电路特性等因素有关。若要严格控制除颤释放能量与设定值保持一致，就要使这些相关因素为已知或可被控。电容释放能量可由以下公式计算：

$$W = \frac{1}{2}CV_{起始}^2 - \frac{1}{2}CV_{结束}^2$$

除颤释放总能量是第一相释放能量和第二相释放能量之和：$W_{总} = W_1 - W_2$。起始电压的取值范围根据患者的胸阻而设置。对胸阻小的患者设置较低电压值；对胸阻大的患者设置较高电压值，从而保证有效释放能量对所有患者的一致性，均达到较高的转复率。

第七章 ————————————————————————————

通 气 器 材

通气器材是指用于打开呼吸功能障碍或呼吸骤停伤病员呼吸道,实施简易人工通气的现场急救器材。

按照创伤类型,通气器材可分为无创型和损伤型两类。无创型通气器材包括咽部封闭型通气管、喉周封闭型通气管和食管封闭型通气管 3 种;损伤型通气器材包括环甲膜穿刺针/切开器、气管套管、胸腔穿刺针等。

第一节　通气器材的现状与发展趋势

一、通气器材的现状

呼吸道造口通气,最早见于公元前 3600 年的埃及雕刻。公元前 1500 年的亚伯斯古医籍中关于通气管道的记载和印度教《梨俱吠陀》中的通气切口自愈的记载。早期的通气器材为刀和天然空心管状物,如芦苇。

通气器材在设计工程中,要求在不会立即危害生命的情况下,尽可能实施无创或仅轻微刺激通气处置,在危及生命情况下应能快速造口,减小后遗症,支撑松软和塌陷的组织,维持呼吸道通畅,提供人工通气的管道;封闭咽部和(或)喉周,使呼吸气流定向经过通气道进入肺或呼出体外;隔离气道与食管,避免胃内容物反流和误吸;使用简便,不需辅助器材,经简单训练,就能正确使用并迅速建立通气道。呼吸道切开器械为一类或二类医疗器械,如环甲膜切开器主要有穿刺针式、手术钳式和三棱刀式,完成环甲膜快速切开并撑开切口。气管切开通气,除手术刀具外往往还需要用甲状腺拉钩、气管套管及辅助器械等组合完成。酸钝化处理的手术器械已在国外广泛使用。

无创型通气管道有咽部封闭型通气管、喉周封闭型通气管和食管封闭型通气管 3 种。咽部封闭型通气管主要有鼻咽通气管、口咽通气管。鼻咽通气管(pharygeal airway,NPA)结构简单,有单管和双管两种,单管为有一定弧度一端为斜面的软胶管,双鼻咽通气管由一根单管及一个相匹配的三叉衔接管组成。口咽通气管的最初设计者是美国麻醉师盖代尔（Arthur Ernest Guedel），最简单的口咽通气管由翼缘、牙垫和咽弯曲部分组成，形状像一个问号，其长度与患者口角到耳后下颌角连线的距离接近。在问号型的基础上设计口外通气管，可直接进行口对口人工呼吸。在通气管上设计可充气套囊（cuffed oropharyngeal airway，COPA），达到封闭咽部，使气体不从口腔溢出，保证吸入气和呼出气定向流动的作用。流线衬垫口咽通气管（streamlined liner of the pharynx airway，SLIPA）将气囊结构改为流线型衬垫结构，衬垫由软塑材料制成，可收集液体，置入后通常位于食管口和咽之间，达到封闭声门的效果。

喉周封闭型通气道，主要指各类喉罩（laryngeal mask airway，LMA）。喉罩是 20 世纪 80 年代 Archie Brain 发明的一种无创性、刺激性小、操作简单快捷的呼吸道建立用具，其基本结构是通气管、带栅栏的勺状囊罩，在院外现场急救和临床麻醉中广泛用于心肺复苏和建立呼吸道进行自主通气和控制通气。在喉罩基本结构基础上，发展的喉周通气管缩短了囊罩后管道长度，管道末端正对声门，三角形封闭片可防止气体进入食管。引流型喉罩，如 King 喉通气道由口咽套囊、食管套囊、通气管和胃引流管构成。置入后口咽套囊位于口咽部，食管套囊位于食管上段括约肌处，两套囊间的通气管有通气孔，位于声门口，可进行胃内容物引流。此外，还有插管型喉罩。

食管封闭型通气道，这类以封闭食管为主，在口腔（面罩）和鼻咽部形成通气腔。结构上有食管堵塞式、增加胃管式、食管气管双腔管式、咽气管双腔管式等，在麻醉呼吸中应用较多。

二、通气器材的发展趋势

（一）实用高效，技术先进

野外条件下的通气装置应能保证尽可能快速高效地完成通气急救处置，确保生命体征的维持，因此野外条件下通气装备的高效性非常重要，可有效节约宝贵的时间。如美国最新研制的 SAVe 全自动急救呼吸器为一种微型全自动呼吸器，重量仅 1.3kg，适用于战术救治条件下伤员通气急救。具有以下特点：①操作简便。单旋钮操作，简单训练即可操作。②功能多样。允许自主呼吸，可采用内置充电电池或外部电源供电。③性能安全。采用单一潮气量（600ml）和通气频率（10次/分）设计，能够有效降低操作人员的失误率；配有呼气末二氧化碳浓度探测器；不需要外接压缩气源。④设计智能。能探测管路堵塞与断开，配有故障保险系统和声光报警装置，内置充电电池可连续工作 5.5 小时。

（二）体小质轻，携带方便

野战环境下的通气器材体积小，重量轻，易于携带。美国的"鹰"牌 Uni-vent750 型小型呼吸机为一种由微机控制的气动装备，重量仅 4.3kg，外形尺寸为 230mm×113mm×292.4mm。电源为交、直流两用，并能自动转换，在无外接电源的情况下，能连续工作 8 小时。为确保呼吸道的湿度，该机专门配有热温交换器，减少了细菌污染的机会，节省了消毒时间。

第二节　通气器材的技术要求

由于通气器材品种多、规格无统一标准，无法对每件都提出完全统一的技术要求。同时，野外条件下的通气器材所处使用环境比较特殊，应适合不同环境下的应急救援要求。

一、高效性

野外条件下的复苏器材应能在尽可能短的时间内完成高质量的心脑肺复苏任务，确保生命体征的维持。

二、实用性

通气器材应体积小，重量轻，携带方便，适合不同环境下的使用时间和空间；取拿方便，展收迅速，操作简单，标志明显。

三、可靠性

通气器材应坚固耐用，使用年限和储存时间应符合相关标准；零部件维修和整机维护方便，使用标准通用的零部件。

四、配套性

通气器材应整机配套，不同通气器材之间应考虑相互配套、零配件配套。防止出现接口不符、管路不通等现象。

五、适应性

通气器材应适应特殊环境要求，包括适于海上舰船内的颠簸、高温高湿环境；飞机或直升机内的电磁兼容环境；高原地区的低气压和寒冷环境及核生化污染环境等。

六、标准化

通气器材的技术参数设计应能满足不同复苏阶段和不同救援机构的复苏指标要求，最低应能使血压、脉搏、体温、心率四大生命体征维持在临床正常值范围之内。

尺寸重量参数应严格按相关国家标准进行，没有单件器材国家标准时，应按与此类器材有关的通用标准和要求执行，不可根据自己想象或某一特殊器材随意设定。

第三节　几种典型的通气器材

一、供氧器材

氧是生命不可缺少的物质，当机体严重受伤或呼吸功能失调而呼吸困难时，即会发生机体严重缺氧。特别是脑组织缺氧时间超过 5～10 分钟，即可导致脑损伤，因此及时给危重伤病员吸氧，减轻或恢复呼吸功能极为重要，是前线急救不可缺少的通气器材。

目前常用的供氧器材有氧气吸入器、供氧器等。

（一）氧气吸入器

氧气吸入器是利用高压氧气瓶中的压缩氧经减压而控制流量，提供给伤病员足够的氧气吸入，以改善机体的缺氧状态。

氧气吸入器由接头、接帽、总开关、氧气压力表、氧气减压阀、氧气调节器、氧气流量表、湿化瓶，保险活门及导管或呼吸阀、面罩、呼吸囊等部件组成。

使用时将氧气吸入器接到氧气瓶上，然后打开氧气瓶总开关，氧气经减压阀减压后，压力可达 196～295kPa。氧气经调节阀控制流量后进入流量表，然后再进入湿化瓶。如减压阀中压力上升到 304～402kPa 时，湿化瓶上的保险活门可自动排气，从而防止爆炸事故的发生。在供氧设备不足的情况下，可在一个氧气瓶上通过 Y 形接头，连接多根氧气导管，可同时供 4 人吸氧。

使用氧气吸入器时应注意下列事项。

1. 在搬运和保存氧气吸入器时应盖好总开关帽以免损坏开关；要注意氧气瓶、氧气吸入器的防火、防油和防震。

2. 使用前应认真检查氧气吸入器的零部件有无损坏。

3. 减压阀及氧气表不可擦油，以免高压氧通过时发生爆炸。

4. 使用前湿化瓶内应先注入 1/3 容体的蒸馏水，并应每天换水一次。

5. 切勿随意拧动氧调节器。

6. 使用时如发现保险活门漏气，切勿用橡皮布包裹，待供气完毕后检修。

7. 灌满氧气瓶后开始使用时应先开启总开关，利用氧气将开关口的灰尘吹除，然后再接上氧气吸入器。

8. 供氧过程中，应经常检查有无漏气现象。

9. 长时间吸氧者，最好使用鼻导管，一般 8～12 小时更换一次，并应经常检查，确保鼻导管通畅。

10. 供氧完毕应先关好氧气瓶总开关；再次供氧时应先开氧气瓶总开关，以免发生事故。

11. 氧气瓶内的氧气切勿全部用完，通常应留下 490kPa 压力的氧。

（二）供氧器

供氧器是一种手提式供氧装置，适于在野外条件下给伤病员紧急供氧。目前我国军方应用较多的是 YGQ-Ⅰ型供氧器。该供氧器由充氧和供氧两部分组成，充氧部分包括 4L 的氧气瓶、充氧接头和充氧开关各一件；供氧部分包括供氧开关、压力表、湿化瓶、流量表、供氧导管、面罩等部件。供氧时可按面罩法、鼻导管和鼻塞法的要求接通导管，拧开流量开关，调节所需流量。该供氧器一次充气可供一名伤病员以每分钟 2～4L 的流量吸氧 2～4 小时。

二、通气面罩

对训练有素的急救人员来说，应用合适的面罩可以有效而简便地进行人工通气。使用透明面罩便于观测到胃的反流。面罩须封严面部，同时罩住口、鼻，但有一个提供氧的入口和 15～22mm 大小的连接头。应备有不同型号的面罩以适合成人及儿童使用。用口面罩通气时，推荐采用单向阀装置，这样可避免患者呼出的气体与急救人员口腔接触；与球囊面罩相比，更宜于控制潮气量。为使面罩密封性达到理想效果，急救人员最好位于患者头端，经口密封面罩进气孔对患者吹气，用双手固定面罩，将患者头部侧倾以保持呼吸道通畅。

三、球囊瓣通气装置

球囊瓣通气装置是由球囊与阀瓣组成的，可连用于面罩、气管导管及其他可选择的呼吸道连接装置。最常用的是球囊面罩，可每次提供通气容量约 1600ml，但这远远超过心肺复苏所需要的潮气量（10ml/kg，700～1000ml），过度通气会引起胃膨胀，其次是反流与误吸。几项研究显示，急救人员可用球囊阀装置或面罩，在非气管插管情况下调整适当的潮气量（6～7ml/kg，500ml）。

为最恰当地使用球囊瓣与球囊面罩，急救人员必须位于患者的头侧，一般应使用经口呼吸道，假如没有颈部损伤，可将患者的头部抬高，保持适当位置，吹入一次潮气量的时间一般不少于 2 秒。缓慢、均匀供气可最大限度地避免胃膨胀的发生。球囊阀装置也可与其他通气呼吸道连接，如气管插管、喉罩呼吸道、食管气管通气呼吸道。要想恰当地使用这些装置，就必须经过"训练—实践—理论提高"的过程。

四、食管气管导管

食管气管导管（ETC）有两个腔及气囊，将其盲插置入声门，确定其远端开口的位置，患者通过近端开口通气。其构造是：一个腔经下咽侧孔进行通气，其远端为封闭的盲端；另一个腔的远端开口类似气管导管。当咽部的气囊在舌与软腭间膨起时，食管气管导管滑入预定位置，从舌咽部进入下咽部。受导管的硬度、弧度、形状及咽部结构的影响，导管一般首先进入食管，将导管上的标识置于门齿间即完成插管。然后使咽部与远端的球囊膨胀，使其位于在口咽部上面和食管下面的球囊之间。

五、吸引器

吸引器是通气急救和手术的基本装置，主要包括机座、电动机、气泵、安全阀（带过滤器）、真空表、脚踏形开关、隔离瓶、胶管等部件。通过负压抽吸血、水、浓痰等液体。任何吸引器都要提供足够的负压，易于操作，能使用交流电源。适于院前急救和野战急救的便携式吸引器是目前研制的主要内容，最好配备蓄电池装置，能供 2～4 小时的电力驱动。

第八章

连续救治一体化平台

第一节　连续救治一体化平台的概念与分类

一、连续救治一体化平台的概念

在灾害现场医学救援过程中，把伤病员从灾害现场或医疗条件相对差的医院转运到条件好的医院进行更好的救治，这种从院前到院内或院际转运及转运途中的"无缝隙、不间断"的连续救治和监护是不可避免和至关重要的。伤病员在事故现场或转送途中，会出现各种异常事件或风险。为规范重症患者转运过程，提高转运安全性，减少不良事件发生，2010 年中华医学会重症医学分会制定了《中国重症患者转运指南》。该指南明确规定了在实施重症患者转运中对转运护送人员、转运设备、转运的监测与治疗等的要求。很多的案例证明：采用具有转运经验的医务人员加上先进的急救转运设备可保证转运过程中监测和治疗的连续性，可以防止院前、转运环节中的病情恶化，降低转运相关病死率。

交通事故、坠落，塌方、地震、海啸等突发灾害事故及暴力和战争，常会带来重大伤亡，有时伤情严重而复杂，多部位、多脏器严重创伤随时威胁着伤员的生命，大多数多发伤员早期多因大出血、休克而死亡。据统计，创伤伤员第一死亡高峰是在伤后 1 小时之内，此时死亡数量占创伤死亡总数的 50%，而第二死亡高峰出现在伤后 2～4 小时，其死亡数量占创伤死亡总数的 30%。另据历次战争伤亡统计数据表明，在伤后死亡率构成中，伤后即刻死亡的占 40%，伤后 5 分钟死亡的占 25%，伤后 5～30 分钟死亡的占 15%，伤后 30 分钟以上死亡的占 20%。以上数据表明第一时间内现场死亡人数是最多的，创伤后的头 1 小时称为"黄金"救治时间，这个阶段现场急救、途中转运救治如何，直接决定了创伤患者的救治效果。由于传统的急救观念往往使得处于生死之际的伤员丧失了最宝贵的"黄金救命时间"。因此，在现场若能给危症伤员提供高层次生命救治平台并实现综合救治，可大幅度降低死亡率。所以，创伤救治应是一个从现场急救到院内救治有组织的连续过程。

院前急救工作受到各国特别是发达国家的高度重视，院前现场急救成为很多国家挽救重症患者的重要救治思路，并逐步形成了独特的急救医学和灾害医学理论体系，自 20 世纪 70 年代法国提出"途中救治（enroute）"的概念以后，患者抢救后的快速转运及转运途中的连续救治成为这一理论体系的又一重要思想，其核心内涵就是在受伤和患病后的黄金时间内维持其基本生命体征，在运送途中能进行连续救护，为后续救护赢得时间，为此，各种生命支持保障装备得到相继发展。进入 21 世纪以后，随着全球性自然灾害的愈演愈烈和国际恐怖活动的日益猖獗，各国对现场和途中救治装备空前重视，并充分利用现代医学技术、新材料技术、生物工程技术、信息技术等最新研究成果，陆续形成不同类型的一体化多功能生命支持系统，并在灾害医学救援、反恐救护及院前急救等实际保障工作中发挥了重要作用。

日前在全球范围内存在着多种创伤急救模式，其中主要有两种模式。①英美模式：把伤员送给医生，注重院前急救，主要急救模式是"把伤病员送到医院"，其观点是伤病员被送到以医院为基础的急诊科从而得到更好的医护，在这种模式下，急诊医护开始于来医院之前，由有关专业人员如急诊技师和护士进行救护，到医院急诊后由急诊医生等相关人员进行急诊治疗。采用此模式的有澳大利亚、加拿大、中国、爱尔兰、以色列、日本、新西兰、菲律宾、韩国等。②法德模式：把医生送给患者，重视现场救治，主要急救模式是"把医院带到伤病员家中"。其具体操作是医生及有关技术人员或护理人员到某一个有关地点对患者实施急诊治疗。采用此模式的有奥地利、比利时、芬兰、挪威、波兰、葡萄牙、俄罗斯、瑞士、瑞典等国家。

对一名重症伤员实施综合救治或进行高级生命支持，需要先进的运输和搬运工具，需要一支训练有素的专业队伍，需要多种急救复苏设备、器械和药品，这些急救用品在院内 ICU 病房一般都放置在伤员周围，以保证急救取用需要。如何能在现场给重症伤员提供像院内 ICU 病房一样全面的医疗救护，并实现后送途中医疗救护的连续性，维持重症伤员的生命体征？解决办法就是将院内 ICU 病房所配置的用以维持生命体征所必需的设备（如呼吸复苏、循环复苏、供氧等）、器械和药品等进行综合微型化集成，构成可移动便携式 ICU 系统，在创伤现场、运送途中、院内转移过程中对重症伤员实施呼吸复苏（机械通气、供氧、清理气道）、循环复苏（除颤、液体输注）和持续心电、血氧、血压、呼吸、体温等信息的监测，对伤员病情进行连续、动态的定性和定量观察，并能通过有效的干预措施，为重症伤员提供规范的、高质量的生命支持。

本章所描述的伤病员连续救治一体化平台又称急救监护运送一体化平台（以

下简称一体化平台），是灾害现场急救过程中物质保障不可或缺的一部分，是一种可为伤病员从一地到另一地的转运过程中提供紧急处置、急救复苏、稳定病情及运送的装置或系统。这种一体化平台通常集成了承载伤病员的担架、多种监护和治疗的设备及独特的控制和显示界面。独特的控制和显示界面可集中进行监护和管控各种医疗设备，从而减少医务人员频繁移动来观察和操作每种医疗设备。这种一体化平台是将院内 ICU 病房配置的用以维持生命体征所必需的设备（如呼吸复苏、循环复苏、供氧等）、器械和药品等进行综合微型化集成，从而构成了移动便携式急救监护运送一体化平台，该平台具备对重症伤员实施呼吸复苏（机械通气、供氧、清理气道）、循环复苏（除颤、液体输注）和持续心电、血氧、血压、呼吸、体温等信息的监测，可对伤病员的病情进行连续、动态的定性和定量观察，并能通过有效的干预措施，为重症伤病员提供规范的、高质量的生命支持。这种一体化平台是实现院前、转运途中、院内环环相扣、连续救治的理想装备，它能以最小体积、最轻重量、最低价格完成对重症伤员的救治，可广泛用于战伤、事故救援、灾害救援等。

二、伤病员连续救治一体化平台的分类

一体化平台是一种集多种急救设备于一体的综合急救装置或系统（包括生命体征监护、呼吸、除颤、胸外按压、吸引、输液、供氧和供电等功能），该装置或系统可对转运中的伤病员进行无缝隙连续监护，并通过有效的干预措施，为重症伤病员提供规范的、高质量的生命支持。这种一体化平台可以根据不同交通工具的内部空间进行设计与集成，其结构形式与功能也会有不同；从使用环境来分，军队野战环境要比民用应急医学救援用一体化平台在某些技术上要求更严格（如温度环境、电磁兼容环境等）；另外，这种一体化平台在用于转运成人与新生儿时，对集成的医疗设备技术要求是不一样的。连续救治一体化平台的分类如下。

（一）按照结构形式进行分类

1. **整体式** 整体式一体化平台是在整体承载框架上内嵌集成相关救治功能模块，实现对重症伤病员综合急救复苏处置的功能。整体承载框架在结构上与通用担架和支撑转运模块兼容，之间可实现快速系固，担架伤病员无须转接，可直接加载在一体化平台上，整体式一体化平台使用时无须对各个医疗模块进行安装与组合，能够独立以推和抬的方式加载在多种运载工具内，快速投放至急救现场独立展开急救，能附载在多种运载工具内进行长距离运送，并维持后送途中救治的连续性，实现治送结合，能直接将伤员推运至病房。

2. **组装式** 组装式一体化平台即各功能模块是相对独立的部分，展开使用时需要进行组装与紧固，并进行必要的电气及气路连接；不用时，可以拆卸成分立

模块单独储存和运输。

3. 折叠式　折叠式一体化平台即各功能模块存在必要的电气及气路连接，而不是相对独立的。展开和收拢时，只是对承载框架进行展开卡锁或解锁折叠，便可得到一体化平台的展开使用与储存运输状态。

4. 箱仪一体式　箱仪一体式一体化平台主要由包装箱、急救设备及卡固件等构成，从结构形式上与组装式一体化平台有相同之处，区别在于箱仪一体式一体化平台的包装箱，该包装箱不仅起到包装运输的作用，同时作为一体化平台展开使用时的医疗设备与伤病员支撑平台。箱体可安装在运载工具的地板上，箱体内部配置有供氧、供电模块及药品器材等。收拢后，所有的医疗设备及其附件都能放入包装箱的固定位置内，这种箱仪一体结构，可实现装备储、运、用一体，最大限度地减少安装时间，具有展收、运输、储存方便等特点。

5. 壁挂式　壁挂式一体化平台是利用挂架或挂板的形式，将急救设备和器械通过各种机械手段紧固在挂架或挂板上，然后，这个挂架或挂板可以快速加装于各种交通运输工具的内舱壁，使原本不具备救护能力的交通工具在很短的时间内具备救护能力。

6. 担架附加式　担架附加式一体化平台是把关键急救设备与器械进行微型化设计和一体化综合集成，是一种集多种急救设备于一体的综合急救系统。该系统利用折叠支撑架可直接卡锁在危重伤病员搬运担架或转运床的上方，无须移动伤病员即可对转运中的伤病员进行无缝隙连续监护和治疗。

7. 箱囊式　箱囊式一体化平台是利用手提箱或者硬质背囊把关键急救设备与器械进行微型化设计和一体化综合集成，这种结构形式便于携行，适用于应急医学救援车辆不能抵达的地方。

8. 拉杆箱式　拉杆箱式一体化平台与箱囊式一体化平台有相似之处，只是多了伸缩拉杆和托运轮装置，增加这些机构只是为了便于携行，这种平台可以带到伤病员身边对其进行紧急救治，也可跟随伤病员一起搭载于各种交通工具，对转运中的伤病员进行无缝隙连续监护和治疗。

（二）按照适用范围进行分类

1. 军用型　军用型连续救治一体化平台主要是其技术指标要满足野战环境使用要求，另外，装备颜色一般为军绿色或迷彩色，军队特色比较鲜明，主要是针对成年人而研制的产品。

2. 民用型　民用型连续救治一体化平台在技术指标要求上没有军用型一体化平台那么高，但从适用范围上又可分为成人型和新生儿型，在一些应急医学救援时，会遇到产妇妊娠情况出现，所以新生儿型连续救治一体化平台十分必要，而且新生儿型连续救治一体化平台所配备或集成的医疗设备都是适合新生儿型使用的类型，与成人型一体化平台技术指标完全不同。

（三）按使用环境进行分类

1. 普通型　普通型连续救治一体化平台主要是指能满足一般环境下对重症伤病员实施急救、治疗与转运的平台。

2. 防护型　防护型连续救治一体化平台是一种能适应核生化污染医学救援能力的需求装备，通过简单的切换装置可以实现正、负压两种反向防护功能。在受污染的疫区启动正压防护功能，污染的环境空气经滤毒罐净化后进入模块内；当伤员被运送到清洁区时启动负压隔离功能，阻止模块内污染的空气向外扩散。防护型一体化平台具备的隔离防护模块，能为伤病员、医务人员、外界环境持续提供安全保障。

第二节　连续救治一体化平台的现状与发展趋势

一、连续救治一体化平台的现状

虽然目前救护车、救护直升机等急救平台已经比较先进，但固定其内部的急救设备和仪器，并不方便整套的拆卸、快捷地搬运到救护现场，也不能在院内对患者实施科室间的转运。为此，各国军方率先在移动式重症伤病员救治平台方面展开了研究。

（一）美国

美国于 20 世纪 80 年代研制了一种便携式生命支持单元（PLSSU），这是一种担架平台，可与海军担架、板式担架、通用担架等结合使用，也可在运输工具内部不做任何变动的情况下，置于救护车、飞机及其他运输工具上。

美军在设计 21 世纪卫生部队时，研制了一种"创伤生命支持与转运单元（life support for trauma and transport，LSTAT）"，原型产品已由美国 Northrop Grumman 公司研制成功，它是一种可加装在单兵担架上的微型 ICU，整套单元包括外箱、北约制式担架、氧气或麻醉剂输送管接口、一体化的控制显示装置、氧气发生器、环境温度控制装置、电源、输液装置等。目前，该产品已在最初的设计基础上进行 6 次改进和完善。已装备于美国部队，并在阿富汗、伊拉克战争中进行了实际使用。

另外，美国 Air Method 公司研制的类似急救单元由伤员装载系统（APLS）、模块化医疗柜（MMC）、重症病员担架及多功能地板系统（MFF）组成，是一种典型的模块化结构。

（二）俄罗斯

俄罗斯军队最新研制了一种组合折叠式急救转运一体化平台，也称"积木组合式 ICU"，由三部分组成，即伤员担架、可折叠支撑架及急救模块单元，急救模块单元又分为生命指征监护模块、心脏除颤/起搏模块、呼吸和吸引模块、气体输送接口、蓄电池和充电模块。

（三）德国

德国军队于 20 世纪 90 年代研制了 3 种类似单元：第一种是"重症担架"，上层担架躺卧伤员，下面是一个改装的担架，担架上固定有血压计、输注器、心电除颤器、血氧饱和度监测仪、自动人工呼吸及配电盘等；第二种是"成套后送装备"，适于长途后送，可以在 1～2 小时安装完毕，可在后送中对重伤员进行监护并对并发症进行治疗，上面的设备与"重症担架"基本类似；第三种是"伤员后送单元（PTE）"，PTE 由两部分组成，即安装于飞机上的 ICU 支撑体及上装设备，设备情况与上述类似，主要将这套设备置于 A310 飞机上，除 PTE 外，该飞机上还可以安置普通担架卧位伤员，机舱内边上放两层，中间放三层。

（四）澳大利亚

20 世纪 90 年代末期，澳大利亚 Buchanan 飞行测试服务公司研制的以担架为基础的便携式特别监护系统（mobile intensive care rescue facility，MIRF），可装于救护车、直升机及固定翼飞机上，由于是一种模块化结构，所以可满足不同重症伤员的要求。该系统组成主要有自动除颤仪、生理参数监护模块、机械通气模块、复苏输液泵、给药注射泵、负压吸引器、氧气供应模块及电池模块。自带的氧气和电池能够保证系统自持时间 2 小时，MIRF 系统的医疗设备置于担架下方的玻璃钢壳体内，壳体为两面开式，并有安全门锁装置，便于保护和存放医疗器材。

（五）奥地利

奥地利军队于 20 世纪 80 年代装备了一种"移动式 ICU"，由三部分组成，即伤员担架、运输架及医疗复苏单元，医疗复苏单元装配有呼吸机、生命体征监视器、心脏起搏器、吸引器、气体输送接口及蓄电池和充电装置。其结构特点是以担架为基础，利用铝合金框架作为急救设备的支撑与固定，框架结构简单、质量轻。

（六）约旦

约旦军队于 20 世纪 90 年代装备了一种一体化综合急救平台，其结构特点是采用玻璃钢材料成型的承载框架为基础，内嵌集成市购心脏起搏除颤仪、生命参数监护仪，电动吸引器、药液输送泵、氧气瓶及蓄电池装置。

（七）中国

中国在连续救治一体化平台研究方面起步较晚，到目前为止我国还没有民用产品出现，也是军队率先开始了研究。我国 20 世纪 70 年代以后曾对多种型号的运输飞机和直升机进行过改装研制，在灾害救援中发挥了一定作用，但多以后送功能为主，某些改装有一些必要的急救、护理设备，但缺乏一种比较综合的能够满足重症伤病员转运和治疗的一体化急救平台。

我国"直升机附加综合急救平台"的主要设计思想也采用了担架集成式结构。由于受到当时技术条件限制，担架框架通过拉制专用铝合金型材卯接而成，内嵌集成设备以进口为主，整机以滑轨推拉形式嵌入担架预留位置。

第一代综合急救平台的设计思想是以直升机转运为主，所以该系统仍相对较重，从救治人机工效看，由于未能实现分拆综合集成目的，内嵌设备使用仍显不太方便，同时由于主要设备采用进口，整套平台价格也较贵，难以批量装备部队使用。为此，科研人员近几年一直寻求对该急救单元进一步改进的技术途径，为该装备的第二代推出进行了关键技术的研究。首先，为减轻重量，对担架框架结构塑料化整体成型进行了工艺探索；其次，对内嵌设备进行了国产化改造联合攻关，例如，研制出内嵌呼吸机、监护仪、加压输液器、供氧系统、GPS 定位、数据远程 CDMA 传输等，到目前为止，研制的第二代综合急救系统已经完成正式样机试制及临床试用，初步形成产业化能力，并在多家医院和国家应急医学救援机构得到广泛应用。第二代比第一代质量减轻了 25kg，内嵌设备基本实现了国产化，内嵌设备的人机界面更加优化，使其符合野外紧急和运送过程中使用要求。

20 世纪 80 年代以来，便携式诊断、监护和急救设备迅速发展，使得伤员在伤后治疗的黄金时间（10 分钟）内能够实施生命支持与监护。为此，我海军某研究所提出了伤员生命体征支持与监护系统的构想，研制了一套舰载救护直升机专用综合救治单元，包括立式心电除颤仪 1 台，壁式心电监护仪 3 台，中心吸氧系统 1 套。该系统一方面应能对伤员的基本生命体征（如血压、血氧、体温、呼吸等）进行实时监测，并能在出现危险情况时报警，以便抢救人员及时对症处理；另一方面在伤员需要生命支持时，能够对其进行输液、供氧，使其呼吸、循环、内分泌系统功能得到改善。目前该单元已经装配到国产直-8 型直升机，形成我国第一架舰载专用救护直升机，主要与"和平方舟"号医院船配套使用。载有该综合救治系统的直升机投入使用后大大提高了我军的海上救护能力，能够在空中为伤病员提供紧急医疗救治。

为适应突发灾害事故、载人飞船宇航员的医疗保障与救护及局部战争中伤员现场救护的需要，我国研制了直升机机载综合救护装备，其 ICU 急救设备包括多功能除颤仪 1 台（包括除颤、心电监护、血氧饱和度、血压、心电图）、便携式呼吸机 1 台、便携式吸引器 1 台、快速气管通气器械 1 包、急救箱 3 个、担架 1 个、铲式担架 1 个、手术器械包 6 个、备用箱 1 个、4L 氧气瓶 1 个、消毒物品箱 1 个、冰盒 2 个、液体箱 1 箱、杂物箱 1 箱。

中国香港飞行服务队救护直升机加装的一套综合急救单元,是由国外公司设计的,可用于伤员转运和生命支持。该急救单元包括除颤监护仪 1 台、急救呼吸机 1 台、吸引器 1 台、输液泵 1 套、双通道注射泵 1 台、氧气瓶 2 个、供电模块 1 套、附件 1 套。

综上所述,国外对连续救治一体化平台的研究和使用起步较早,已形成成熟的技术体系和装备体系,欧美发达国家已将急救监护运送一体化平台安装于不同的交通运载工具,形成了比较实用的救护装备。目前,国外连续救治一体化平台在局部战争及非战争军事行动中已经发挥了重要作用,已成为外军提高卫勤综合保障能力的"杀手锏"。

二、连续救治一体化平台的发展趋势

随着国际社会对灾害医学救援、反恐医学救援及院前急救的日益关注,伤员的"现场抢救,连续救治,快速运送"已获得各国医学救治机构、人道主义救援机构等的广泛认同,因此,生命支持装备的快速发展必将成为全球关注的热点。从目前发展情况看,该类装备有以下几方面的发展趋势。

(一)急救运送结合更紧密

灾害现场伤员抢救后的快速转运及转运途中的连续救治是重症伤员救治链条中最为重要的内容,其核心作用就是在受伤后的黄金时间内维持其基本生命体征,在运送途中能进行连续救护,为后续救治赢得时间。"途中救治"的概念提出以后,各国都致力于研究移动式生命支持—监护—治疗一体化装备,实现对重症伤病员现场—转运途中—院内转运"无缝隙"救治。美国等西方国家于 20 世纪 90 年代开始陆续研制出自撑式生命支持单元(PLSSU)、创伤生命支持运送系统(LSTAT)、便携式生命支持单元(LS-1)、移动式重症监护单元(MICU)等途中连续救治系统。以上装备的共同特点是救治模块功能齐全、可搭载机动单元形成远距离后送,这些一体化急救平台的成功研制和使用就是急救运送结合理念的体现。

(二)集成度更高

最具代表性的是美国的创伤生命支持运送系统是一个整体式微型重症伤员急救担架,可自动监视患者情况并采取必要的治疗措施,此装备由核化生防护软篷、担架及装有急救监护设施和气体、电气接口的支撑平台组成。优点是功能集成、完善，是一种较为理想的移动式 ICU，但价格昂贵（100 万美元）、工艺复杂，所以美国目前也正在寻求研制重量更轻、价格更合理的类似装备。几种担架附加式高度集成综合急救装备就代表了美国未来在连续救治一体化平台集成化、小型化方面的发展趋势。

（三）高新技术应用广泛

高新技术应用在研制中，如无线通信技术、GPS 技术、智能化信息处理技术、机器人技术等。连续救治一体化平台运用 GPS、CDMA 1X 无线通信、GIS 地理信息和计算机网络通信与数据处理等技术，可以在战场上将伤病员的生命体征信息进行实时远程传输，并且接收终端能对接收信息进行数据处理和分析，可确定系统当前的位置、速度和运行方向等，为诊断和治疗方案的确定提供可靠指导，及时做出相应的准备工作，为挽救伤员的生命节省宝贵的时间。

另外，据美国《国防》2009 年报道，美军正在研发一种自动化战地救援装备（图 8-1），即利用先进的机器人实现救援、转运伤员等整套战地救援程序，集伤员救援、转运、手术和护理于一体，不仅可以提高伤员的生存率，还会大大减少救援人员的危险性，减少非战斗减员。美国陆军坦克车辆研发和工程中心（Tank Automotive Research，Development and Engineering Center，TARDEC）、美军远程医疗和高新技术研究中心（Telemedicine and Advanced Technology Research Center，TATRC）、美国国防部高级研究计划局（Defense Advanced Research Projects Agency，DARPA）和美国国防部 （Department of Defense，DOD）正在合作研究以下几方面的内容：①为未来战斗系统的伤员救援、无人操作的地面交通工具和多功能后勤机器人提供理论支持；②验证两个或更多的机器人协作救援战场伤员；③开展军民两用的救援、转运、治疗和护理机器人的研发。

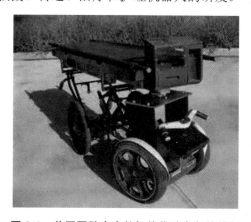

图 8-1 美国军队未来的智能化综合急救装备

第三节 连续救治一体化平台的技术要求

一、连续救治一体化平台设计原则

连续救治一体化平台设计应当根据机动快速医疗后送和伤病员紧急救治的现实需求，采取快速拆装、简单实用、价格适宜的设计理念。一体化平台功能设计要适中，以能独立开展对重症伤员急救监护为核心。要能满足现场、转运、入院勤务运作各环节顺利衔接，与现有搬运、转运工具要兼容，救治设备与转运载体集成于一体，与患者一起移动，具有很好的移动性。通过微型化集成化设计，使救治人机界面布局合理，使用方便。设计必备耗材如液体、血液、药物、处置器材携行包与之配套。技术方案主要采用小型化、轻质化、模块化的技术形式，各分系统均可作为单独的模块进行安装，主要原则如下。

1. 小型化、轻质化，运输、贮存方便，易于维护，满足快速加装机动交通工具的使用要求，便于充分利用机动交通工具的有效载重。
2. 采用模块化设计，能够简化结构，便于维修更换，易于安装固定。
3. 具有良好的安全性和工艺性。
4. 充分考虑一体化平台的可靠性和环境适应性，确保一体化平台在我国大部分地区使用时工作稳定、性能可靠。
5. 设计应符合相关国标和国军标的规定。

二、连续救治一体化平台内嵌集成医疗设备功能方案

连续救治一体化平台一般应具备以下救治功能的全部或部分。
1. 自动胸外按压功能。
2. 自动体外除颤监护功能。
3. 心电、血压、体温、呼吸、血氧饱和度等生命体征信息监护功能。
4. 急救呼吸、通气、供氧功能。
5. 负压吸引功能。
6. 自动微量输液、加压快速输液功能。
7. 复合伤、多处伤急救处理（包扎、固定、止血等）。

三、质量控制措施

（一）一般要求

1. 所有部件均应按照规定程序批准的图样及技术文件制造。

2. 标准件、配套件均应符合国家有关标准规定。

3. 外购件、外协件必须具备合格证书。

4. 同一型号产品的零部件应具有互换性。

（二）技术性能要求

1. 连续救治一体化平台的可靠性、维修性、安全性、人机工程等应符合相关标准。

2. 所用材料、设备及各总成应符合国家相关标准规定。

3. 所有总成及设备应装配可靠。

4. 连续救治一体化平台承载主体和支撑推车应具有足够的强度和刚度，确保伤病员运送途中的安全；安装固定应可靠，所有的运动件应转动灵活、抽拉方便，操作省力。

5. 集成医疗设备应固定牢靠，便于使用、取放和数据读取。

（三）加工工艺要求

1. 焊接：应严格按有关标准和设计文件执行；薄钢板一律用二氧化碳保护焊；铝制件应按照 GJB 294—1987 铝及铝合金熔焊技术条件执行；焊缝应牢固，不得有漏焊、未焊透、裂缝夹渣、气孔、焊穿、咬边、毛刺、飞溅等缺陷。

2. 螺栓连接：所有螺栓、螺钉需加弹簧垫圈或采取其他防松措施。

3. 外露的装饰条、连接件、嵌条、窗框等的选型要兼顾结构合理、美观、色泽均匀一致的原则，外观要求暗光。

4. 冲压：冲压件表面不得有裂缝、脱层、严重压痕、划伤、毛刺式刃口。

5. 电镀、氧化：镀层和氧化层的色泽均匀一致，外露部分不得有剥落、花斑、划痕、凹凸等缺陷。

6. 涂饰：漆、塑膜表面光滑平整，色泽均匀，不允许有露底、剥落、凹凸等缺陷。

7. 装配：部件结合严密、平整、牢固，不得有划痕和碰伤等缺陷。

四、可靠性

连续救治一体化平台的平均故障间隔时间≥240 小时，平均故障间隔次数≥50 次作业任务循环。

五、维修性

连续救治一体化平台集成急救设备维修配件、维修手册要齐全，结构和电气设计易于维修，必要时要有故障自诊断功能。

连续救治一体化平台应采取通用化、系列化、组合化设计，以便维修和更换。采取措施让维护人员在最短时间内定位故障，能以最快速度排除故障。集成急救设备应具有工作状态指示和故障告警措施。

六、安全性

连续救治一体化平台应遵循 GJB/Z 99—1997 系统安全工程手册和 GJB 900—1990 系统安全性通用大纲或其他安全性国家标准开展安全设计。

七、标准化

最大程度采用国家标准、国家军用标准及相关行业标准。在标准化大纲指导下开展工程设计、设备选型和加工制造。

八、连续救治一体化平台的作业能力、基本功能和性能

（一）作业能力

1. 一套连续救治一体化平台要能够一次转运并处置 1 名卧姿危重伤病员。

2. 连续救治一体化平台可在应急医学救援时承担伤病员的现场急救和后送途中急救监护任务；可配合各种交通工具加强相应医疗保障机构及机动医疗力量，完成紧急救治和后送监护任务。

3. 展收时间：≤5 分钟（2 人）。

（二）基本功能

1. 重症伤病员现场急救及转运。

2. 连续救治一体化平台可在事故现场和转运途中对危重伤病员实施除颤起搏、机械通气、胸外按压、负压吸引、生命体征监护、输液供氧等紧急救治。

（三）基本性能参数

1. 功能　用于危重伤病员的生命支持。

2. 承载　≥300 kg。

3. 重量　≤100kg。

4. 功耗　≤300W。

5. 电源适应性　直流电：12～32 V；交流电：220～240V。

6. 内置电池工作时间　≥2 小时。

7. 内置氧气工作时间　≥2 小时。可利用充氧接口快速充氧。

（四）自然环境条件适应性

1. 作业环境温度 $-15\sim46℃$。
2. 储存极限温度 $-50℃$，$65℃$。
3. 相对湿度耐受能力 $\leqslant95\%$（$40℃$）。
4. 抗盐雾腐蚀能力 应能抵抗我国沿海地区盐雾腐蚀环境条件的影响。
5. 防生物侵蚀能力 应能防止各类真菌、白蚁和啮齿类动物的有害影响。

第四节 几种典型的连续救治装备

一、移动式生命支持系统

移动式生命支持系统（mobile life support and transport）系统是我国研制的集抢救、治疗、监护及运送功能于一体的综合急救平台，主要用于重症伤员的现场综合急救和后送途中维持重症伤员的生命体征。该系统由直杆担架、ICU 功能集成主体、支撑转运推车等构成，其中 ICU 功能集成主体包括自动胸外按压、自动体外除颤、多参数生命体征监护（心电、血压、体温、呼吸、血氧饱和度等）、急救呼吸、通气、供氧、负压吸引、输液泵、加压快速输液、生命体征信息远程传输、生命体征信息同步显示功能（车载）、GPS、自供电等功能。

MLST 系统可实现以下卫生勤务：重症担架伤员不用转接，可直接加载在移动式生命支持系统上进行救治，承载重症伤员的系统能独立开展综合急救，能推、能抬，以及加载在多种运载工具内快速投放至急救现场展开急救，能附载在多种运载工具内进行长距离运送，并维持后送途中急救的连续性，实现治送结合，能直接将伤员推运至病房。该系统是实现对重症伤病员现场、转运途中、院内 ICU 环环相扣，无缝隙综合连续生命支持的理想装备。

MLST 系统的承载框架结构设计如图 8-2 所示，承载框架不仅要满足对重症患者前接后送过程中与通用制式担架和转运推车兼容配套、内嵌相关功能模块安装固定和良好人机界面等需要，并且要具有一定承载强度和较轻的自重。承载框架的两侧、前端和后端分别嵌有重症急救必需的设备和仪器，各急救设备的嵌入充分考虑了人机功效的原理，切实做到合理放置、可靠定位、方便操作、易于更换。器械取放方便，操作互不干涉。为配合直杆担架使用，框架纵向相距 1130mm 的位置设计有梯形槽和矩形孔，其作用是当担架杆与框架快速锁定后，担架的横撑及担架支腿刚好卧入相应的槽及孔内，使担架面能够与框架上表面很好地贴合。框架四角处设计有弹性可复位锁扣，将直杆担架压下即可实现自动锁紧，扳动锁扣又可将直杆担架向上抬出。与担架配合后可方便实现抬行、推行。

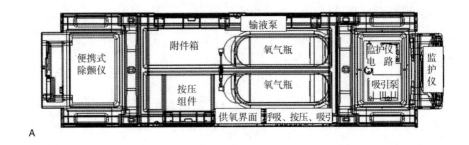

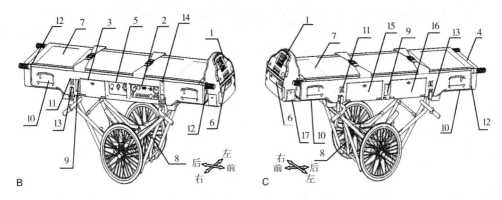

图 8-2 系统内部设备集成

1.多参监护仪；2.呼吸机、胸外按压复苏器与吸引器；3.按压组件；4.便携式除颤仪；5.气体连接口与气体控制面板；6.电源控制面板；7.直杆担架；8.支撑系统推车；9.输液杆插槽；10.系统提把；11.导尿袋挂钩；12.担架把手快速卡锁；13.系统与推车快速系固锁；14.吸引瓶挂钩；15.输液泵；16.备件箱；17.微型打印机

A.俯视图；B.右侧；C.左侧

（一）MLST 系统的主要特点

1. 内嵌设计，集成一体　研究人员将相关医疗设备微型化后进行系统功能性优化集成，并非对市场上现有急救复苏设备的简单拼凑。研究人员通过相关功能设备的微型化研究，根据人体工效学要求，采用先进成型材料和工艺，将各种急救设备集成于整体框架内，实现真正意义上的一体化和集成化。

2. 模块化组合，功能强大　系统集急救、复苏、监护、治疗、防护、信息存储与传输等功能于一体，具备通气、供氧、快速输血/输液、心电监护/血压/血氧/体温、气道处理等功能。系统通过内嵌集成相应的救治模块，可独立形成较为完整的救治单元；在结构和物理接口上，亦可与现有装备兼容。

3. 结构合理，兼容性强　在结构设计上，各医疗设备放置合理、方便操作、易于更换。另外还考虑了相关的连接及锁紧结构设计，可与北约制式担架、担架车配合使用。

4. 信息化、智能化程度高　系统具备患者生理信息存储与远程传输和 GPS 定位功能，该功能可以实现院前院内急救的无缝衔接，大大缩减了急救等待时间，充分发挥急救黄金 1 小时的作用，建立院前院内急救绿色通道。

（二）系统主要技术参数

1. 集成急救设备　自动体外除颤仪 1 台、急救呼吸机 1 台、心肺复苏机 1 台、多参数监护仪 1 套、电动吸引器 1 台、输液泵 1 套、6.8L 氧气瓶 2 个。

2. 电源电压　交流 180～264V/（50±2）Hz，直流 12～32V。

3. 自持时间　2 小时。

4. 移动方式　人工抬行、支撑推车推行、交通工具搭载。

5. 集成主体外形尺寸　2200mm×600mm×380mm。

6. 急救主体重量　75kg。

二、创伤生命支持与转运单元系统

创伤生命支持与转运单元（life support for trauma and transport，LSTAT）是 20 世纪 90 年代末，美国 Walter Reed 陆军研究所和国防高级研究计划局委托诺斯罗普·格鲁曼公司（Northrop Grumman Corporation）研制的以北约制式担架为基础的小型救护装备。后来得到了美国综合集成医疗系统公司（Integrated Medical Systems INC）的资金支持，开始对 LSTAT 装备实施产业化。该系统于 1998 年 6 月通过了美国 FDA 批准，具有在伤员后送期间恢复伤员呼吸、维持伤员生命体征的能力，以便进行野外外科手术和医疗支援。

LSTAT 系统可以提供完善的伤员护理，并能更接近战场或出事地点；伤员在用地面车辆、飞机、直升机和船只运送到医院之前及其过程中可在野外迅速使其状态稳定。

（一）LSTAT 系统医疗护理装置

1. 监测心率和呼吸速率、测定血样和供氧的仪表。

2. 帮助呼吸的输氧装置。

3. 灌药或灌注流质的灌输泵。

4. 清理阻塞的气管或腹腔用的吸引器。

5. 抢救伤员用的自动体外除颤器。

6. LSTAT 系统记录的伤员医疗数据，可以通过数据链传到医院或伤员救护中心。

（二）系统主要技术参数

1. 集成急救设备　急救呼吸机 1 台、多参监护仪 1 台、电动吸引器 1 台、输液泵 1 台、血气分析仪 1 个、3L 氧气瓶 1 个。

2. 电源电压 交流（115±10）%V，（60±5）Hz，交流 105～118V，（400±7）Hz，交流（230±10）%V，（50±3）Hz，直流（25±5）V。

3. 自持时间 0.5 小时。

4. 移动方式 人工抬行、支撑推车推行、交通工具搭载。

5. 集成主体外形尺寸 2200mm×560mm×330mm。

6. 急救主体重量 78kg。

三、患者转运与生命支持系统

德国 StarMed 公司为德军最新研制的一种患者转运与生命运支持系统（patient transport and support system，PTS）已用于阿富汗战争的多国部队战斗救援，该系统由集成主体基础框架、直杆担架、附加可调背板、万向支撑轮结构、急救设备构成。系统的集成主体基础框架采用玻璃纤维框架结构模式，设计了可伸缩把手，拉伸后方便人工搬运，收缩后减小存储体积，还设计了用于固定制式担架支脚的卡锁机构。 集成主体基础框架安装了与北约制式担架规格及尺寸一致的支撑脚，该支撑脚主要用于模块扩展或运输时的固定。系统主要集成急救设备有德国万曼公司的急救转运呼吸机 1 套、席勒公司的多参数监护仪 1 套、贝朗公司的输液泵 1 套、2L 氧气瓶 2 个、航空电池 1 组（图 8-3）。

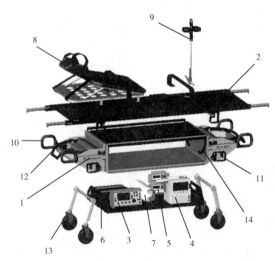

图 8-3 德军患者转运与生命支持系统（PTS）结构

1.集成主体基础框架；2. 直杆担架；3. 急救呼吸机；4.监护仪；5.输液泵、注射泵；6. 电池；

7.氧气瓶；8. 附加可调背板；9.输液架；10.可伸缩把手；11.通用支撑脚；12.直杆担架卡锁机构；

13.万向支撑轮结构；14.可翻转护栏

PTS 系统勤务使用流程：PTS 系统可以通过高机动越野急救车运送到战斗集伤点，给重症伤员提供有效的生命支持手段，然后 PTS 系统可以跟随重症伤员一起转乘中型伤员运输车，到达前沿野战外科医院以后，搭载重症伤员的 PTS 系统可以在野战外科医院内部科室进行推行。重症伤员经过稳定性治疗后，PTS 系统可以通过军用小型直升机将重症伤员安全转移到战役层次的野战医院。同样，搭载重症伤员的 PTS 系统也可以在战役层次的野战医院内部科室进行推行。重症伤员经过专科治疗后，PTS 系统可以通过批量伤员运输直升机将重症伤员安全转移到机场的大型卫生飞机，然后再通过大型卫生飞机及直升机/救护车，最后将重症伤员安全地送到后方基地医院，至此，PTS 系统完成了它的无缝隙救治和运送功能。

（一）PTS 系统特点

1. PTS 系统的支撑脚与北约制式担架的支撑脚的规格及尺寸等是一致的，运输时固定方式简单，可适合多种交通工具搭载使用。

2. PTS 系统的抬行把手采用伸缩设计，可以满足抬行时方便，储存运输时体积小巧。

3. PTS 系统安装支撑万向轮，可以在野战帐篷医院、方舱医院、后方基地医院内部各科室间轻松推行。

（二）PTS 系统基础模块主要技术参数

1. 集成急救设备　急救呼吸机 1 台、多参监护仪 1 台、输液泵 1 台、3L 氧气瓶 1 个。

2. 电源电压　直流（24±5）V。

3. 自持时间　0.5 小时。

4. 移动方式　人工抬行、支撑推车推行、交通工具搭载。

5. 集成主体外形尺寸　1700mm×560mm×260mm。

6. 急救主体重量　60kg。

四、积木组合式急救转运一体化平台

俄罗斯军队最新研制了一种组合折叠式急救转运一体化平台，也称"积木组合式 ICU"。

（一）系统的主要特点

1. 积木组合式结构，收拢尺寸小，适合军队储存与运输。

2. 急救设备安装牢固可靠、安全防护性好。

（二）平台主要技术参数

1. 集成急救设备　急救呼吸机、多参监护仪、除颤仪、3L 氧气瓶 1 个。

2. 电源电压　交流（115±10）%V，（60±5）Hz，交流（115±3）V，（400±7）Hz，直流（25±5）V。

3. 自持时间　1 小时。

4. 移动方式　人工抬行、支撑推车推行、交通工具搭载。

5. 集成主体展开尺寸　1800mm×560mm×250mm。

6. 集成主体收拢尺寸　560mm×450mm×850mm。

7. 急救主体重量　85kg。

五、担架附加式生命支持系统

我国研发的担架附加式生命支持系统为一种能满足以重症患者现场急救和连续救治为主的急救平台，该系统具有通气、供氧、快速输液、心电/血氧/血压监护、气道处理等功能，为一种便携式生命支持单元。外形更小，重量轻，便携性强，与普通担架配合即可形成便携式 ICU，非常适于极端地域和狭小空间使用。

（一）系统具备功能

1. 心电、血压、体温、呼吸、血氧饱和度等生命体征信息监护功能。

2. 急救呼吸、通气、供氧功能。

3. 负压吸引功能。

4. 输液泵自动输液、加压快速输液功能。

5. 自供电功能。

（二）该系统主要技术参数

1. 急救主体展开尺寸　550mm×300mm×700mm。

2. 收拢尺寸　550mm×300mm×420mm。

3. 重量　满载≤25kg。

4. 内置气源　两个 3L 氧气瓶，可确保系统用氧时间≥2 小时。

5. 展开/撤收时间　≥2 分钟（两人）。

6. 供电电源　交流 180～264V/50Hz 或直流 12～32V。

7. 自持时间　无外接电源情况下供电 2 小时。

8. 功耗　≥150W。

六、箱仪一体化综合急救单元

我国研发的箱仪一体化急救单元是一专为应急条件下开展急救研发的，采用首创的结构集成和功能集成设计，所有急救设备和急救床完全集成为一体，存储和运行状态为一大 1200mm×800mm×800mm 的标准包装箱，展开时可扩展为一个含全套急救设备的设备架和急救床，携运方便、展收迅速、操作简便、功能齐全，完全能够适应应急条件下开展急救处置要求。内含急救设备均选用达到国内先进水平的医疗设备，包括自动胸外按压器、多功能监护仪、呼吸机、氧气瓶、除颤监护仪、智能输液泵、微量注射泵、负压吸引器、吸氧终端。

该综合急救单元的特点如下。

1. **构思新颖、配套齐全** 构思新颖，充分体现模块集成思想，该急救模块将急救床与急救所需设备、器材统筹于一体，同步携带，实现了野外条件下急救室的快速建立和撤收，为急救作业提供了有力的保障。

2. **储运安全、展收便捷** 急救模块集成的急救所需设备固定与拆除十分简单便捷，可集中使用，也可快速拆除单独使用；急救设备与附件收拢后，都放置于箱内的固定缓冲泡沫槽内，并利用尼龙粘扣绑固，可实现设备全方位缓冲与固定，提高了急救设备在储存与运输过程中的抗振动性能，保证了急救设备的安全性。

第九章

检伤分类装备

第一节　检伤分类装备的概念与分类

一、概念

检伤分类是指医务人员或经过专门培训的急救人员通过看、问、听及简单的查体，在最短时间内准确估计伤员的伤情，并把危重病员筛选出来，使各类伤员得到相应有效的救治。伤病员检伤分类可以缓解特殊环境下伤病员救治需要和救治可能之间的矛盾，轻伤员和重伤员之间、部分伤病员与全体伤病员之间救治的矛盾，可以提高卫生资源的合理分配与利用；也可以为应急指挥中心提供及时的伤病员分类信息，为各级决策者在救治机构的配置、救治范围和救治任务的灵活掌握、医疗资源的分配等预测决策提供依据。

检伤分类装备是用于确定救援现场伤员救治的优先顺序，使最需要紧急救护的伤员得到最先救治和后送的医疗器械的统称，是灾害现场急救装备的重要组成部分。当灾难涉及的范围较广或伤员数量较多时，检伤分类装备的使用目的就是尽最大努力抢救最多数量的伤员，从而使有限的医疗资源最大限度地发挥救援能力，提高救援效果。

二、分类

由于检伤分类装备繁多，其分类比较复杂，可按其工作原理、使用方式、检伤分类内容（功能）等进行分类。若根据使用方式来分，可分为传统式检伤分类装备和信息化式检伤分类装备；若根据检伤分类方法来分，可分为现场分类装备和伤情评估装备。传统式检伤分类装备指纸质伤票，信息化式检伤分类装备指电子伤票。下面着重介绍现场分类装备和伤情评估装备。

（一）现场分类装备

在灾难检伤分类中，世界上较广为接受的是美国人提出的 START 系统，另外还有 Careflight、Triage Sieve、STM 等方法；还有适用于儿童的 JumpSTART 和 PTT 方法。目前还没有证据表明其中一种方法优于其他方法。但不论采用哪种分类方法，最终通常都将患者分为 4 类。红色：危重但应可以救活的伤员；黄色：中度受伤的伤员；绿色：轻伤的伤员；黑色：在现场条件下不治或伤势太重即将死亡或死亡可能性很大的伤员。

简单分类，快速治疗（simple triage and rapid treatment，START）是 1983 年由美国加州纽波特海滩市的雷格（Hoag）医院和纽波特海岸警备队所提出的。其主要内容是要求对每名伤员的分类时间<60 秒。在整个检伤分类的过程中，只进行手法开放气道和直接按压止血两项处理，而不进行更高级的抢救措施，如辅助通气、心肺复苏等。此阶段使用的检伤分类装备为压舌板、口咽通气道和止血钳、止血带等。

（二）伤情评估装备

现场分类以后，要根据优先顺序对伤员进行进一步的检查及更详细地评估伤情，为下一步的医疗分类提供信息。同时，如果现场情况允许，给予初步的抢救措施以保存伤员的生命。于是就用到了伤情评估装备。

1. 第一步检查

（1）A 气道：使用口咽通气道，检查气道是否畅通。检查伤员口腔内有无异物，颌面部、主气管有无可能引起气道梗阻的外伤。如果气道存在问题，应立即使用手法开放气道，并消除口腔内分泌物或异物。凡是存在明显受伤机制的创伤伤员，都应怀疑有脊椎损伤的可能，除非后来排除。所以对这类伤员，在开放清理气道的同时，要注意保护颈椎（使用抬下颌法）。

（2）B 呼吸：检查呼吸。用看、听、感觉的方法检查呼吸，还可以把手放在伤员胸壁上感觉呼吸运动。需要评估通气的质量，包括频率、深浅（潮气量）、模式及对称性，以确定是否存在通气不足或通气过度。充分暴露胸部，通过视、触、听、叩的方法，查找胸部严重创伤的线索。应着重辨别有无张力性气胸、开放性气胸、大量血胸、连枷胸，如存在这些创伤，需要立即做紧急处理（如果条件允许）。

（3）C 循环：使用血压计和脉搏血氧仪，检查循环。检查桡动脉（婴儿为肱动脉）搏动，注意脉搏的频率、节律、强弱。如果伤员清醒或可以触及外周动脉，则没必要触诊颈动脉。能够触及桡动脉搏动提示收缩压至少在 80～90mmHg，如果仅能触及颈动脉搏动提示收缩压可能在 60～90mmHg。同时注意伤员皮肤的颜色、温度，毛细血管再充盈时间。皮肤苍白、湿冷、脉搏细数、意识水平下降是早期判断低灌注（休克）的最好指标。检查有无明显的外出血。如果有，立即控制出血（大多数的出血可以通过直接压迫法止血）。

（4）D 障碍：使用近红外脑血肿检测仪进行脑部神经功能检查。评估伤员的意识水平、瞳孔大小和对光反射、偏瘫征象和脊髓损伤平面。国际上广泛应用格拉斯哥昏迷评分法（GCS）来判断意识水平，这是一种简单、快速的方法。

（5）E 暴露环境控制：使用体温计进行暴露/温度控制。检查时要充分暴露受检部位，以免遗漏伤情。通常使用敷料剪来剪开伤员的衣物。检查完毕后，要注意保温，可以使用保温毯或其他可以使用的材料遮盖伤员的身体，以免出现失温。

第一步检查是为了发现危及生命的伤情，并立即进行保命的抢救措施，可以避免出现可预防性死亡，为进一步的高级生命支持赢得时间。

2. 抢救　对于被发现的危及生命的伤情立即给予相应的抢救措施，可以提高伤员的生存率。抢救措施基于"边检查、边抢救"的理念，仍然遵循 ABC 的顺序。

（1）气道（Airway）：如果气道内有梗阻（窒息、打鼾、"咯咯"声、喘鸣声）或存在气道梗阻的风险，应立即使用适当的方法解除梗阻，如抬颌法（chin-lift）和推下颌法（jaw-thrust），清除异物，使用吸收器、口咽导管或鼻咽导管。如果伤员存在喘鸣音，若现场条件允许可能需要立即建立高级气道。

（2）呼吸/通气/氧合（Breathing/Ventiliation/Oxygenation）：早期可严重影响通气功能的外伤包括张力性气胸、连枷胸、大量气胸和开放性气胸，应尽早发现并处理这些外伤。如张力性气胸穿刺减压、封闭胸壁开放性伤口、固定连枷胸。如果通气不足（呼吸<8 次/分或呼吸表浅），立即使用硅胶复苏球辅助通气。如通气过度（呼吸过度），给予高流量氧气。所有多发创伤的伤员都应给予高流量氧气（如果现场条件允许）。使用便携式脉氧仪监测 SpO_2 有助于判断氧合状况。

（3）循环/控制出血（Circulation & Bleeding Control）：控制出血非常重要，同时可能需要建立静脉通路进行补液治疗。使用大口径的套管针至少建立两条静脉通路，一般选取上肢的静脉。需要注意的是，积极的补液不能替代确切的止血。有些情况下，输液过多可能导致出血量增加，如腹腔内出血。

其他的抢救措施还包括固定穿刺异物和将伤员固定在担架上。

3. 第二步检查　只有当第一步检查完成，所有抢救措施已经开展，伤员的生命体征稳定后，才开始第二步检查。第二步检查是从头到脚的详细体检，目的是发现在第一步检查可能被遗漏的、不会危及生命的损伤。何时进行第二步检查，要视情况而定，最好是在脱离现场的伤员收集区内进行。第二步检查就是运用视、触、叩、听的方法进行全面的体格检查，同时收集伤员的病史。检查步骤如下。

（1）生命体征：包括血压、脉搏、呼吸和氧饱和度（如果可以测量）。在情况允许的时候，生命体征检查可以与第一步检查同时进行。但是，对于严重创伤的伤员，在初期取得血压、脉搏和呼吸的准确数字并不重要。测量这些数值可以留待为伤员完成必需的抢救措施，病情稳定以后再进行。生命体征需要定期检查、记录。一般重症伤员每 5 分钟检查一次，病情稳定的患者每 15 分钟检查一次。在伤员病情变化和给予治疗后也要检查。

（2）病史采集：需要迅速地获取伤员的病史，并记录。以下英文单词可以帮助记忆，用以提醒病史的主要成分。如症状、过敏症、施药、患者既往病史等。要特别注意患者的主诉，这可以提示创伤的部位，并会影响进一步的体检。寻找严重创伤的线索，如发生过的意识丧失，气短，颈部、背部、胸部、腹部或者盆腔的疼痛等症状。注意询问上次进食/水是什么时候，吃的是什么。很多伤员需要外科手术，因此需要了解最后的进食时间。同时要记录伤员的既往史、过敏史、药物史。

（3）全面体格检查：头部、颌面部有无挫伤、擦伤、裂伤、出血和畸形；注意有无乳突瘀斑（Battle 征），熊猫眼，脑脊椎鼻漏或耳漏（以上均为颅底骨折的表现）；检查颅骨、面部、眼部、外耳、口腔及下颌骨有无异常。检查瞳孔大小和对光反射。

颈部有无挫伤、擦伤、裂伤和畸形，有无颈静脉怒张（见于心脏压塞、张力性气胸），有无气管移位，有无皮下气肿，颈椎有无压痛和畸形。

胸部胸壁有无伤口、挫伤、擦伤和畸形。触诊胸壁检查有无骨折，必要时行胸廓挤压试验。双侧呼吸音是否存在，是否对称（双上肺而下肺），有无啰音或喘鸣音。如果呼吸音不等或消失，叩诊确定是否有气胸或者血胸。听诊心音。

腹壁有无伤口、挫伤、擦伤和畸形，有无腹部膨隆；触诊 4 个象限，注意有无压痛和肌紧张。腹部的叩诊和听诊在院前作用不大。

骨盆有无伤口、挫伤、擦伤和畸形。行骨盆挤压试验，按压耻骨联合，检查骨盆的稳定性。不稳定的骨盆骨折不要再次检查。

四肢有无伤口、肿胀和畸形；有无压痛、不稳定和骨擦感；注意四肢的末梢循环、运动和感觉以判断神经血管功能。

背部有无伤口和出血。可以听诊背部的呼吸音，触诊脊椎有无压痛和畸形。如果怀疑伤员有脊椎损伤，此步骤在使用轴线翻转法将伤员转移到脊柱板担架的时候进行。

4. 医疗分类　当对伤员的伤情进行充分评估以后，收集的信息可以用来进行二级分类。二级分类一般在伤员收集区进行，应由现场最有经验的外科医师负责。目前国际上有两种用于二级分类的方法：SAVE 分类法和 Triage 分类法，它们为合理安排治疗的优先顺序提供了更具体的指南。

SAVE Triage 是专门为巨大灾难如大地震设计的，这时现场的医疗资源有限，而后送伤员接受确切治疗的时间延误。它需要与 START 联合使用。SAVE Triage 中认为灾区的伤员应分为三大类：①无论接受多少治疗都将死亡的患者；②不管是否接受治疗都将存活的患者；③在野外接受治疗将明显受益的患者。只有最后一组患者可以预期病情的改善。SAVE Triage 的目的是把有限的医疗资源应用于那些最有希望从中受益的伤员，使资源的分配更加合理。首先要评估各种外伤患者的存活率，然后把治疗的预期收益与资源消耗及存活率结合在一起，计算出治疗价值。描述这种关系的等式如下。

治疗价值＝预期收益/所需资源×存活率

治疗能产生最大价值的患者拥有最高优先权。如果挽救生命的预期收益定为 100 分，则其他预期收益的分数可能如下。

生命＝100；挽救肾脏＝75；挽救肢体＝50；避免感染＝25。

资源也可以定为相对应的分值。充足且容易替代的资源分值较低，供给有限、很难被替代的资源分值较高。现举例如下。

医生的 1 小时工时＝3；1L 生理盐水＝2；1 剂镇痛药＝1；1 块伤口敷料＝0.5。

举例来说，敷料加压包扎在出血的伤口上可以挽救生命，而只需很少的材料和医务人员及很短的时间。当存活率达到 100%时，通过等式可以计算出治疗该患者的价值；100/0.5×1＝200。那么这名患者将是第一优先接受治疗。相反，50%烧伤的患者，需要大量的液体治疗、镇痛药物及大量敷料。如果是一名老年患者，存活率为 50%，需要医生的 1 小时工时，4L 生理盐水，1 剂镇痛药，第一个 4 小时需要更换 1 块敷料，那么他的治疗价值计算如下：100/（3+8+0.5）×0.5＝4。该患者的优先级很低，应被分类为黑色。

另一种二级分类的方法是 Triage Sort，它需要和 Triage Sieve 联合使用，用于在医疗资源相对较充裕的灾难中，为大量伤员的治疗和转运进行排序。它结合格拉斯哥昏迷评分、通气频率和收缩压得到一个加权分数，根据这个分数对伤员进行分类。

第二节　检伤分类装备的现状与发展趋势

灾害医学救援现场急救中，检伤分类是重要急救环节。检伤分类（Triage）已愈来愈受到重视并实地应用，中外专家把它作为首要的重要抢救措施，它的有效应用，对于整个抢救的成败和质量起着关键作用，可以起到"事半功倍"的效果。尤其自 2001 年美国发生的"911"事件以来，以及近年来中国国际救援队在印尼海啸、巴基斯坦地震、印尼地震等重大灾害突发事件时，受到伤害的不是个体或若干，而是群体，"检伤分类"被专家们认识得更深刻，其作用可谓"功不可没"。自然灾害如城市发生地震，伤者为群体；重大体育比赛犹如奥运会活动，一旦发生意外，伤者也为群体。因此，"第一目击者"或救护小组/队，在面对群体伤害时，首先必须分清轻重缓急，分清哪些是必须立即进行急救的伤病者，哪些是可以稍后处理的。因为医疗救援资源在当时、当地是十分有限的，后续的支援也是需要时间和相应条件保障的，到达现场的过程可能会遇到各种各样的困难甚至险阻。这种"分清"，就是检伤分类的基本含义。它是突发公共事件医疗救援工作中重要的、首要的环节。应急医疗救援队任务特点：①突然发生，医疗救援任务繁重，要求医疗救援出动快速及时；②伤病种类复杂，伤病情严重、救治要快，且伤病种类因灾害种类而异，要求救援人员现场救治技术要全面，急救器材和卫生装备搭配要合理；③灾区破坏严重，房屋倒塌，道路桥梁破坏，致使伤病员医疗救护、转送等遇到极大困难；④疾病的发生和流行因素增加，灾后可能发生传染病流行。因此能否快速对大批伤员流进行检伤分类，对保障后续救治效果、挽救伤员生命、降低伤残率至关重要。当灾难发生时，对伤员的快速评估和治疗是最重要的。此时检伤分类装备的作用无可取代。

国外对检伤分类装备的研究与开发比较重视，技术比较成熟，并形成了较为系统、配套的检伤分类器材，装备先进。目前，国际上比较常用的是 S.T.A.R.T. 检伤分类原则，即简单分类、快速后送。该分类方法使用 4 种颜色区分伤病程度：绿色代表不用救治，黄色代表延迟救治，红色代表立即救治，黑色代表不能救治或死亡。

军队战时救治机构通过开设分类场进行分类工作，分类根据伤病情况与医疗条件确定。一般由有经验的军医采用问伤情、看伤票、不打开绷带检伤的方式分类。"120"急救机构等应急分类处置没有专门的检伤分类箱（包），仅零散配备伤票、检诊、急救器材等。未来战场环境将更加恶化，由此产生的伤情伤类也更加复杂。因此，世界发达国家军队均十分重视对检伤分类装备的研究与应用，未来必将构成战争条件下救治机构将伤病员区分为不同处置类型的有机整体。

目前对于脑损伤程度的检伤分类，在自然灾害、交通事故现场及农村、偏远地区、基层的小型医疗机构，主要依靠医护人员凭借经验对伤员伤情进行打分的办法进行伤员伤情的分类。院前主要采用神经系统检查格拉斯哥昏迷评分（Glasgow coma score，GCS）来确定伤员脑损伤程度（表 9-1）。由于这种打分方法主观性强，主要依赖医护人员的经验，并不特异性针对脑血肿，存在着对脑血肿伤员较高的漏（误）诊率，使伤员得不到及时、妥当的救治，贻误病情，很可能造成不必要伤亡或影响伤员预后，给社会、伤员家庭带来沉重的经济负担。

表 9-1　格拉斯哥昏迷评分表

睁眼活动	计 分	运动功能	计 分	语言功能	计 分
自动睁眼	4	能听从指令活动	6	语言切题	5
闻声后睁眼	3	局部痛刺激有反应	5	语不达意	4
痛刺激后睁眼	2	正常回缩反应	4	语言错乱	3
从不睁眼	1	屈曲性姿势	3	糊涂发音	2
		伸直性姿势	2	无语言	1
		无运动反应	1		

1993 年，美国 Change 教授在近红外光在人体组织散射规律研究成果的基础上开始研究基于近红外技术的脑血肿检测原理。利用近红外光可穿透皮肤、颅骨等组织的特性及颅内血肿对光线的特异性吸收，Change 提出了基于人体颅脑左右对称性的脑血肿检测算法。限于当时的技术手段，没有开发出实用的检测装备。

美国 LLC 有限公司的 Crainscan 手持式红外线密度仪，已通过欧洲 CE 认证，于 2011 年申请美国 FDA 认证，目前尚未获得认证。Crainscan 手持式红外线密度仪为手持式设计，可在院前使用。2005 年该装置在北京天坛医院进行了临床试验，临床试验表明，其特异性 83.3%，灵敏度 88.5%。然而在实际操作时要求探头与遮光罩要尽量紧贴患者头皮，测量对操作者要求较高，同时易受患者头发的影响，准确性不高。

Inftrascanner Model 1000/2000 型脑血肿扫描仪由美国费城的 INFRASCAN 公司先后研发。1000 型为分体式设计，由探测器及 PDA 组成，两者由蓝牙无线连接。2000 型为新一代装备，为一体式设计。Infrascanner Model 1000 型脑血肿扫描仪于 2005 年开始研究，2010 年 4 月进入 FDA 认证程序，2011 年 12 月 13 日获得美国 FDA 认证，为 II 类医疗器械，售价约 2 万美元。目前该仪器在美国国内已得到广泛应用，主要配备于消防、警察、急救现场等。同时该仪器通过 CE 认证，被俄罗斯、意大利、波兰、印度等多个国家医疗机构使用。

国外同类装备的检测特异性、灵敏度指标还存在一定的提升空间。综合临床文献报道，现有颅内血肿检测装置的测量假阴性或假阳性主要由测量探头受伤员头发遮挡、操作者选取检测位置的不对称等因素造成，Infrascanner Model 1000 要求左、右测量部位的位置误差不大于 3cm，这对操作者的要求较高，通过加强对操作者培训可在一定程度上降低以上两种情况发生的概率，但无法从根本上降低测量的假阴性或假阳性概率。印度 Anna 大学开发了一种基于近红外原理的颅内血肿检测试验装置。该装置灵敏度低（为 81.8%），故没有得到进一步应用。

国内在近红外光的医学应用方面开展了多个方向的研究。华中科技大学骆清铭教授团队主要研究近红外脑成像技术，主要应用于脑机接口、脑认知等方面；南京航空航天大学钱志余教授主要进行了基于近红外光的脑手术导航技术研究。

天津大学高峰教授开展了基于近红外光开展脑组织成像研究。此外，山东大学和烟台大学的研究团队关注于近红外光在多层生物组织中的传播的基础研究。国内尚未发现基于近红外光技术的脑血肿检测装置研究。

对于目前发明的多种检伤分类方法，并没有证据表明哪一种方法优于其他方法。最广为接受的检伤分类方法并不是建立在循证医学基础上的。关于这些方法的可靠度和信度的研究及在大量伤员情况下使用的研究还很少。而且，当涉及生物、化学制剂或放射性污染时，在易用性、可靠度和信度方面还没有人对现有的检伤分类方法进行评估。未来需要研究针对全部危险的大量伤员检伤分类的方法，以确保准备充分及灾难中的国际合作。

第三节 检伤分类装备的技术要求

检伤分类是根据伤病情需要和医疗后送条件，将伤病员区分为不同处置类型。其目的就是最大限度地保证每位伤员在各级救治机构得到及时、合理的救治和充分发挥医疗机构的人力、物力作用，提高救治效率，这是分级救治的前提和基础。当灾难发生时，对伤员的快速评估和治疗是最重要的。此时检伤分类装备的作用无可取代。

一、检伤分类装备使用时应遵循的原则

1. 先救治垂危且有救治希望的伤员。
2. 勿在一个人身上停留太久；由于伤员人数可能众多，原则上每一位伤员评估时间不应超过 1 分钟。
3. 只做简单而可以稳定且不耗人力的急救动作。
4. 心搏停止视同死亡，为最不优先。
5. 明显感染的患者要隔离。

二、检伤分类装备的技术要求（检伤分类箱）

检伤分类箱主要对伤员实施救治分类，即明确应为伤员实施何种救治措施，确定救治次序。挽救伤员生命，保障后续救治效果，降低伤残率。检伤分类箱配备军队国家级应急医疗救援队。其技术指标为：

1. **作业能力** 检伤分类箱可为 200 名伤员/昼夜实施救治分类。
2. **尺寸与质量参数** 检伤分类箱外形尺寸 600 mm×400 mm×425 mm（长×宽×高）；实装总重量不大于 20kg。
3. **力学性能**
（1）垂直冲击跌落：符合 GJB1341—1992 运行医疗箱通用技术条件中第 4.6.1

条的规定。

（2）正弦振动：符合 GJB1341—1992 运行医疗箱通用技术条件中第 4.6.2 条的规定。

（3）堆码：符合 GJB1341—1992 运行医疗箱通用技术条件中第 4.6.3 条的规定。

（4）耐压力：符合 GJB1341—1992 运行医疗箱通用技术条件中第 4.6.4 条的规定。

（5）颜色：符合 GJB1379—1992 军用汽车的颜色与涂层第 5.1.1 条的规定。

4. 环境条件适应性

（1）环境温度：−40～40℃。

（2）湿度：＜90%（25℃）。

（3）淋雨：能通过 100mm/h 强度的淋雨试验。

5. 野外环境及勤务适应性

（1）装载运输：装载于运输车上，在三级公路或急造路上长途运输不破损。适合空运、水运、铁路和公路运输及单兵携运行。

（2）补给供应：按勤务建制供应。

（3）储存性：5 年。

6. 标准化　标准化系数＞0.8。

7. 维修性　部件尺寸标准，维修更换方便。

8. 安全性　本装备中各种器材均为后勤军工产品设计定型产品。

9. 使用人员条件　卫生员及中、初级卫生专业人员。

第四节　几种典型的检伤分类装备

一、检伤分类箱

检伤分类箱主要对伤员实施救治分类，即明确应为伤员实施何种救治措施，确定救治次序。挽救伤员生命，保障后续救治效果，降低伤残率。检伤分类箱配备军队国家级应急医疗救援队。建议内装品量如表 9-2 所示。

表 9-2　检伤分类箱建议品量表

品　名	规　格	单　位	数　量
伤票	17.5cm×10cm	张	200
检伤标识		套	1
病历登记本	16 开	本	1

续表

品　名	规　格	单　位	数　量
圆珠笔	UMN-105	支	4
脉搏血氧仪	PC-60C	个	2
手电筒	笔式	个	2
剪刀		把	2
止血钳	直齿 12.5cm	把	2
止血钳	弯齿 12.5cm	把	2
止血带	08 型旋压式	个	4
口咽通气道	大、中号各一	个	4
压舌板	不锈钢	个	2
血压计	HEM-6011	个	2
听诊器	ZW-1	个	2
体温计	MC-140	个	2
医用无菌手套	L	副	10
医用防护口罩	N95	个	4
酒精棉球		袋	200
分诊分类腰带		条	2

二、伤票

伤票即分类的标志，按照国际规范，制订的分类标志应该是醒目的、共识的、统一的。这个标志称为"标签"，我国传统也称为"伤票"。伤票即记载伤员伤情信息的卡片，它既表明该伤员伤势病情的严重程度，同时也代表其应该获得救护、转运先后与否的程序。伤票一般挂在伤员左胸前醒目的地方或手腕上，显示分类结果，传递分类信息，避免重复和遗漏。

（一）伤票要素

1. 身份标识号（姓名、年龄、性别）。

2. 伤情（伤部、伤类、伤型及并发症）、伤势（轻伤、中等伤、重伤、危重伤4 类，对应联合国维和部队的分类：紧急处置、优先处置、常规处置及期待处置）。

3. 已做的治疗处理（疫苗、过敏等）。

（二）伤票等级

各种伤票大同小异，根据检伤分类的 4 个等级通常划分为以下几种。

1. 红色伤票（第一优先）　指非常严重的创伤，但如有及时治疗即有生存的机会。包括气道梗阻、休克、昏迷（神志不清）、颈椎受伤，导致远端脉搏消失的骨折、外露性胸腔创伤、股骨骨折、外露性腹腔创伤及超过 50% II～III 度皮肤的烧伤。

2. 黄色伤票（第二优先）　指有重大创伤但可短暂等候而不危及生命或导致肢体残缺。包括严重烧伤、严重头部创伤但清醒、椎骨受伤（除颈椎）及多发骨折。

3. 绿色伤票（第三优先）　指可自行走动及没有严重创伤，其损伤可延迟处理，大部分可在现场处置而不需送至医院。包括不造成休克的软组织损伤、烧伤程度小于 II 度且烧伤面积小于 20% 的烧伤，不涉及机体或外生殖器、不造成远侧脉搏消失的肌肉和骨骼损伤及轻微出血。

4. 黑色伤票（第四优先）　指死亡或不可救治的创伤。包括死亡、明显没有生存希望及没有呼吸及脉搏的伤者。

第十章

伤病员搬运工具

第一节　伤病员搬运工具的概念与分类

一、伤病员搬运工具的概念

伤病员搬运工具是指用于灾害现场抢救伤病员、搭乘或换成各种后送卫生运输工具的轻便器材的总称。灾害医学救援中，伤病员经过现场的初步急救处理后，要尽快通过搬运工具直接或通过各类运输平台运送至野外移动医院或固定医院做进一步救治，搬运转送工作做得正确及时，事关伤病员的后续治疗。因此，伤病员搬运工具是灾害医学救援的重要支撑手段，地位非常重要。

二、伤病员搬运工具的分类

伤病员搬运工具品种繁多，系列性强，而担架又是最基本的搬运工具。因此，本节先研究伤病员搬运工具的分类，而后重点细化讨论担架的分类。

（一）按用途分类

1. 专用工具

（1）吊具：一般用于从难以进入的坑道、沟壑、坍塌建筑物内、楼道、矿井、飞机船舶内舱等狭小空间，直升机舱外抢运、水域伤病员抢运等，包括吊带、托运布、专用带及援救吊带等。

（2）拉具：一般用于积雪、泥泞、沼泽等地区搬运伤病员，如拉船、滑板等。

（3）换乘工具：用于运输工具之间伤病员换乘，如救生筏、吊网、伤病员吊篮等。

（4）担架：主要用于抬运伤病员，也可用于换乘。在不同环境和不同条件下，搬运伤病员的担架有不同形式和功能，如普通担架、折叠担架、舰艇担架、雪橇担架、马驮担架等。

（5）伤病员急救巾：主要用于烧伤病员的搬运。

（6）"三防"后送担架：主要用于核化生污染条件下伤病员的搬运。通过担架与相应带有核化生污染过滤装置的密封舱的相互连接，防止伤病员在搬运过程中受到污染。

2. 临时搬运工具　可供战时使用的各种就便器材，如雨衣、大衣、木板、树枝等。

（二）按使用地域分类

1. 地面搬运工具　有各种吊带、拉船、滑板、担架等。

2. 水上换乘工具　有救生筏、吊网、滑竿、高架索、伤病员吊篮等。

3. 登机工具　有森林穿透器、头套、援救篮等。

（三）担架的分类

按功能分类，担架·般分为以下 3 类。

1. 简易担架　简易担架是在缺少担架或担架不够的情况下，就地取材，临时制作的担架。一般可用两根结实的长杆配合毛毯或衣物等制成临时担架，用来应付紧急情况下伤病员的后送。

2. 通用担架　通用担架是采用统一规格的制式担架，由于通用担架的标准化、系列化和制式化，因此在其基础上为各种伤病员后送工具提供了具有附加担架功能的接口条件。通用担架可与不同运输工具结合，作为伤病员运送载体，能适应不同类型伤病员搬运或长途运输后送需求。通用担架的基本结构主要由担架杆、担架面、支腿、横撑、固定带、把手等组成，有的配有头垫、输液架、担架长支腿等选装附件。在结构上，通用担架有直杆式和折叠式（由可折叠的担架杆及可折叠的横撑组成，折叠后减少体积、便于携带）两种，其中折叠式两折式和四折式 3 种，有的也配有三折担架和八折担架，但主要以前 3 种为主。

根据 1989 年 7 月 1 日颁布的"中国成年人人体尺寸"的国家标准，我国成年男性 90% 为 1.754m 以下，95% 为 1.775m 以下，99% 为 1.814m 以下。因此参照国际标准制式生产的担架同样适用于我国。如 ISO 标准担架长为 2.29m，宽 585mm，高 135～175mm。其设计要求是体积小、质量轻、结构简单、展收迅速，主要适用阵地抢救环境，同时也适用于海军舰艇内部的狭小空间、飞机和直升机的内部空间、陆上运输工具的内部空间等；金属部件表面光滑，伤病员接触面材料舒适，不会加重伤病员伤情，尽量减少伤病员痛苦，担架材料适用范围广，便于洗涤；坚固耐用，使用安全可靠，零件不易失落；携带、使用、维修方便；成本低，制作材料来源广，便于批量生产。

担架面料：主要采用帆布。因其质量重、可清洗性差，现已趋向于采用化纤织物面料，如聚乙烯或聚丙烯材料，这种材料的优点是疏水性强、易洗消、质量轻。

担架杆：以前多采用木质材料，目前大多采用铝合金材料和碳纤维材料，外形有方管和圆管两种。

支腿：采用方形或近似方形结构。铝合金担架杆采用焊接或铆接等方式。焊接对薄壁铝合金有一定难度，但采用良好的焊接工艺可解决此问题，铆接不存在这一问题，但对材料强度要求高，对金属电位要求高，不能相互腐蚀。

钢质横撑：担架展开时，用足部力量撑开，禁止用手以防夹伤。

伤病员固定带：防止伤病员滑动，避免二次损伤。

把手：目前担架把手有木把、金属把、塑料把、碳纤维把等。塑料把手质量轻，可伸缩，尤其适用于空间狭小的运输工具内，且能达到规定的强度要求；碳纤维把手质量轻且强度高。

担架的固定与减震：主要指担架用于各种运输工具上时，如何与运输工具固定，如何减轻伤病员在运输过程中的震动。对通用担架来说，一般无须在担架上解决这些问题。在运输工具上可以安装担架支架，支架本身有减震装置，如减震弹簧等，固定时也由支架本身提供固定装置。因为担架是通用的，所以固定装置也通用。但某些专用担架也有在担架上附加减震装置。

3. 专用担架　专用担架主要在一些特殊气候、环境、地域等不适合使用通用担架运送伤病员的场合使用，也有一些专用担架主要配合某些特殊运输工具使用，或是专门用于运送某些具有特殊伤情的伤病员。专用担架其中包括以担架为主体的短途运输平台或治送结合平台。

（1）根据专用担架的使用范围和用途可分为以下几种类型。

1）海上舰船专用担架：供海上救援专用，如以竹片为骨架，外罩帆布，内垫毛毯经缝制而成的罗宾逊担架。这种担架可以进行抬、吊、拖，滑等各种形式的搬运与传送，伤病员较为舒适，不宜形成二次损伤。

2）海上漂浮式担架：这种担架适于海上伤病员的短途水中后送，一般其基本结构为以伤病员后送板为主框架，担架板上方两侧装有高浮力柱体材料。

3）空运漂浮式担架：其特点是能保证被弹射的遇难人员或海上伤病员的背部正确固定，防止脊柱骨折伤病员形成二次损伤，并可避免发生吊运伤病员时缆绳断裂而使伤病员溺水。

4）全地域多功能担架系统：可在海上作为急救救生阀，可用直升机吊运，以及在雪面、冰面、沙地、沼泽地、泥泽地上滑行。

5）真空担架：这种担架主要特点是采用真空夹层结构，内置聚丙烯或同等性质的小球，抽真空后，可对伤病员起到固定作用。

6）铲式担架：铲式担架是由左右两片铝合金板组成，能在不移动伤病员的情况下，将躺卧的伤病员铲入担架。搬运伤病员时，先将伤病员放置在平卧位，固定颈部，然后分别将担架的左右两片从伤病员侧面插入背部，扣合后再搬运。适于脊柱损伤伤病员的就地运送，防止出现二次损伤。

7）轮式担架：一般是在通用担架基础上加装轮式系统组成，有二轮式、四轮式及双轮折叠式3种。轮式担架可节省人力，提高伤病员后送速度，但有局限性。

8）雪橇式担架：由担架骨架、滑雪板或雪橇、担架布及附属牵引带组成，主要用于冬季从雪地战场上搬运伤病员，有滑雪板式与雪橇式两种。

9）三防后送担架：是一种可在核化生尤其是化学战剂污染条件下运送伤病员的担架，一般是由通用担架和伤病员后送袋共同组成，伤病员后送袋上安装有滤毒或类似的正压装置。

10）软式担架：一般为聚酯或其他软材料组成，有整体式和可拆装式两种，四周有4~6个可充当把手的内置孔，适于狭小空间如坦克、潜艇等和丛林和雪地使用。

11）充气担架：这种担架是在金属框架基础上加一个充气囊，未充气时体积小，便于携带；充气后可迅速使用，既可用于陆地，也可用于水上。

12）救护车用升降担架：为目前救护车内装备的担架，符合病情需要，便于伤病员躺卧。因担架自身重量较重，搬运时费力。

13）根据伤病员伤情特点设计的特种担架，如MILLER全身固定夹板担架、多部位骨折固定担架、软式手提战术担架、烧伤病员用的吸附式无纺布担架等。

14）其他结构的担架：如篮式刚性担架、马鞍组合担架、无杆轮式担架、船形担架、浮筒式漂浮担架、伤病员搬运机器人等。有的担架还具备其他功能，有的担架安装有部分急救与监护装置，可在后送伤病员途中对伤病员进行吸氧、心肺复苏、输液等急救处置。

（2）按使用地域划分可分为以下几种。

1）山岳丛林担架：可用于山岳丛林、沼泽地等特殊环境地域，如篮式刚性担架、马鞍组合担架、无杆软式担架、通用担架、真空担架、铲式担架、船型担架等。

2）雪地沙漠担架：可用于雪地、沙漠等特殊环境地域，如雪橇担架、部分多功能担架等。

3）海上担架：用于海上、水上及舰艇舱室的特殊环境空间，如罗伯逊担架、海上漂浮式担架、斯托克斯担架、空运漂浮式担架、全地域多功能担架系统、真空固定担架、伤病员吊带等。国外舰艇上随处可见垂直固定在走廊壁上和扶梯拐弯处的"罗宾逊""斯托克斯"等多种担架。在美国巡洋舰上一般有4种50副担架，护卫舰上有 2 种 15 副，其重视程度可见一斑。

4）空中救援用担架：用于运输机、直升机、空中救护平台等空间和地域。如移动式 ICU 担架、航空急救担架、通用担架等。

第二节　伤病员搬运工具的现状与发展趋势

一、伤病员搬运工具的现状

目前，经过多年的发展，伤病员搬运工具表现出一定的特点。担架是一种非常重要的伤病员搬运工具，故下文也以担架为主介绍伤病员搬运工具的现状。

（一）系列化

目前所使用的担架，可以区分为传统型与新型两种。前者主要指直杆式担架，采用铝合金材料或满足力学性能要求的材料制作担架杆，担架面采用聚乙烯纤维或聚丙烯纤维。如美国的 RR-L-1997 和 MIL-L37957 和标准担架，长 229 cm，宽 588cm，高 13.5～17.5cm。能满足绝大多数救援对象的体征要求。由于直杆式担架的体积与重量较大，不便于携行，不利于个人或班组使用，因此通常情况下只将其用于大型救援机构等单位。直杆式担架的好处是反应处理时间较快，能迅速转移伤病员，制造成本也相对低廉，且坚固耐用。

最早的折叠式担架是直杆式的变形，一般分两折式、三折式或四折式。这种担架的重量较轻，通常在 4～5kg，可由个人装备在背囊中，能适用于现场抢救、特种环境救援等各种行动。而美国当前广泛使用的 ALICE 钢架背包，则把折叠担架、个人装具融为一体，耳包卸下后，拉出背包中的 H 形折叠钢架骨并进行固定，背包便成为一副简单好用的担架，这一过程能在 20 秒内完成。

此外，为满足不同条件下的伤病员救护需求，各国还发展了多种不同类型的现代担架，如海军在舰艇上普遍使用的漂浮式担架、"罗宾逊"担架、"斯托克斯"担架、筐式担架、特战队的雪橇担架、丛林担架等。其中一种真空担架曾在伊拉克战场广泛使用，其包装尺寸为 46cm×42cm×22cm，总重为 2.1kg。其内部装有若干直径为 4mm 左右的泡沫塑料小球，担架外罩为尼龙绸人造革，伤病员可在不脱离担架的情况下进行 X 线透视。使用时，让伤病员仰卧在担架上，用尼龙搭扣系紧后抽成真空（约需 40 秒），袋内小球在负压作用下与伤病员的身体弯曲程序相适应，形成一个硬质固定垫，使伤病员得到有效固定，从而大大减轻伤病员在运送途中的痛苦。同时，由于泡沫塑料具有很好的弹性，又使担架具有减震作用，可有效防止伤病员因担架造成二次伤害。总的来看，国外尤其是发达国家军队已形成了系列担架体系，以美国为例，其常规使用了担架包含了通用担架、伤员托运带、铲式担架、脊柱固定担架（脊柱板）、罗宾逊担架、吊篮担架、轮式担架、综合急救担架、三折式伤员后送板 9 个型号系列。

无论是传统的直杆式担架，还是技术含量较高的新型担架，它们都有着自身的诸多优点而无法被对方替代。因此，各国将各式担架进行搭配使用，保证它们能够在伤病员的救护过程中各尽其能。

（二）标准化

从突发公共事件应急医学救援的角度来看，伤病员搬运工具必须实现统一化的制作标准。担架等伤病员搬运工具既可能在狭小环境中伤病员的转运，也可能与路上的救护车、海上的医院船和空中的伤病员后送飞机结合使用，故而也需要伤病员搬运工具具有一定的通用性。

欧美等国家为了保证担架能在不同救援平台之间互换使用，规定了担架的制作与担架固定物的统一标准，这样虽然在一定程度上牺牲了担架的美观性，但却极大地提高了实用性。美国要求通用担架的尺寸将采用国际 ISO 标准，即长 229cm，宽 58.5cm，高 13.5～17.5cm，担架面料主要采用疏水性强、易洗消、质量轻的化纤织物，如聚乙烯或聚丙烯材料；担架杆采用方钢管和圆钢管、铝合金或钛合金材料；支腿采用方形结构的铆接工艺；担架固定卡扣具有方向性调节功能；担架的固定要易于装配与拆卸；运输担架的工具必须安装减震装置等。

通过改进与统一，目前的担架基本上都可在陆海空的各类运输平台上搭载使用，大大提高了伤病员运送的效率与安全性，如美国目前所采用的符合 NATO 标准的 NT-800、NT-620、NT-561 系列担架，具有很强的通用性。

（三）多功能化

各国通过研究发现，对于伤病员而言，最危险的阶段就是致伤后的 10 分钟和 1 小时内，这就是伤病员抢救的"黄金时段"。如果能在这段时间内得到有效救治，40%以上的伤病员能获救。而通常情况下，伤病员的"黄金时间"可能不得不在搬运装备上度过。这样即使将伤病员送达目的地，也因时间白白流逝而耽误了最佳救治时机。因此，各国开发了许多可提供即时救治的智能担架平台，方便医护人员就地展开抢救。

智能担架就是一种集伤病员运送，实施抢救于一体的新型救护平台，它相当于一个小型 ICU，能方便地置于野战救护车、运输机和舰艇内。目前，美国已研制出了多种智能型担架，主要有以下几种：创伤伤病员生命支持与运送系统（life support for trauma and transport，LSTAT）、便携式生命支持系统（portable life support system，PLSS）、机动重症监护设施（mobile intensive care rescue facility，MIRF）、飞行医疗担架（care flight stretcher bridge，CFSB）、机动重症监护伤病员搬运装置（mobile intensive care patient handling transportation apparatus，MIPHTA）。

这些智能系统具有高级生命支持功能，即使无专业医务人员在场，也可由普通救援人员对危重伤病员实施紧急救治。整个系统为模块组合式，模块之间组合、分解方便，各个组件更换也十分方便。与救护车等伤病员后送装备相比，这些智能化系统成本低，同时由于体积小、机动性强，更加适用于现代快节奏的应急医学救援。

二、伤病员搬运工具的发展趋势

（一）通用担架仍为主要工具，注重结构改进

不管伤病员搬运工具如何发展，通用担架由于其简易性、实用性、可靠性等因素而仍是各国的主要伤员搬运工具。但在通用担架系列化过程中，特别注重以下几个方面内容。

1. 改善材料性能，提高强度与可靠性　目前，通用担架的杆件基本采用铝合金材料，有的国家采用铝镁合金货碳纤维材料，以减轻重量。布面材料趋于采用轻质高强度聚丙烯或类似材料，易清洗，疏水性和阻燃性强。担架杆趋于采用方管式，因其横断面的截面模量在与圆杆式轮廓尺寸相同的条件下较大，能减轻重量。

结构方面，直杆通用担架仍是以后应用最多的，但出于携带方便、便于深入等方面考虑，折叠式担架将成为各国重视的结构形式，携运方便，还可随救援人员空降。

此外，近年来，海上及空中救援用担架的研发也受到特别关注。海上救援时，如何快速对伤病员进行救护、减少淹溺死亡，成为各国伤病员搬运工具的发展重点。为达到海上漂浮功能，研制方向主要是改善材料性能，改变以往通用担架杆件采用铝合金材料的笨重局面，转而采用轻质高强度聚丙烯或类似材料，特别是泡沫成型技术，使担架质量减轻，同时提高其疏水性和阻燃性。

2. 担架智能化，提高救治水平　由于现有急救复苏器材种类零乱，加上救援人员负荷的限制，其携运量显然不能满足使用要求。目前，各国陆续研制和装备了微型集成化综合急救复苏处置系统。其特点如下：能独立开展对危重症伤病员急救监护和高级生命支持，即使无专业医务人员在场，也可由普通救援人员在现场向危重伤病员提供生命支持操作；系统立足于先进成熟技术基础上的综合模块式集成，不仅担架极易与基座分离，而且其生命支持系统的各个组件也可十分方便地更换，以保证勤务运作各环节能顺利衔接；机动能力、环境生存能力和兼容性强，适合装载于多种后送车辆、飞机和船只，方便后送并开展不间断的途中治

疗；质控软件可不断升级，能对不同伤型、伤情和伤势特点进行分析，以便进行针对性急救处置。种种优势适用于在快节奏、高机动及高危险性的现代战场上救治危重伤病员，对减少伤死率和致残率具有重要意义。

3. 功能不断扩展，适用不同救援环境　由于救援环境多变，某些条件下环境条件恶劣，后方补给困难，伤病员搬运工具的发展具有向多种功能融合的趋势，目的是多种功能相互叠加，一物多用。主要是在标准化基础上，以通用担架为基型，增加附件如担架轮、气囊、雪橇等，以适应不同地域需要。国内外常见的这类担架有：野外病床，即给担架附加支腿或脚轮，固定后作为临时病床，同时配套必要的小型监护救治装备，可形成小型移动式重症监护中心，供伤病员救护、监护等使用；紧急处置手术床或工作台，与野外病床类似，但要求较高稳定性，既可作担架，又可作为机动医院或救护所的工作平台，适应不同地域和救援环境需要；配置各种附件的担架，如气囊担架、雪橇担架等，"三防"后送隔离舱、增压/增温型担架等可在核生化、高原、高寒等环境下后送伤病员，此外，还能通过配备凯夫拉材料形成具有一定装甲防护功能的担架。

（二）增加急救复苏功能，适应途中救护需要

各种突发公共事件中伤病员伤情变化大，复合伤比例增多，休克伤增多，除现场处置外，需途中救护，这就给伤病员搬运工具提出了更高的要求。因此，伤病员搬运工具今后的发展趋势之一就是增加急救复苏功能，能在短途后送途中实施一般的急救复苏乃至监护工作。如美国的一种伤病员后送平台，其伤病员搬运载体主要是担架，但在担架伤病员头顶部上方，配有小型呼吸机、复苏器及输液装置，可在伤病员后送途中实施输液、监护、吸氧等工作，是今后担架发展的方向之一。

（三）多种功能相互叠加，一物多用，适于不同环境

为适应未来突发公共事件应急救援条件恶劣、后方补给困难的特点，伤病员搬运工具的发展，具有向多种功能融合的趋势。主要表现在以下几个方面。

1. 野外病床　即给担架附加支腿或脚轮，固定后作为临时病床，供伤病员救护、监护等用。

2. 紧急处置手术床　与野战病床附件类似，但稳定性要求高。

3. 工作台　担架在不用时，可作为野战医院或救护所的工作平台。

4. "三防"担架　在担架上放置一个"三防"后送袋，可在 NBC 环境下后送伤病员。

（四）专用伤病员搬运工具将快速发展，适应多种保障地域和伤情

从目前看，海上、空中救援用担架与救护车专用担架将会受到特别关注。因为目前各类灾害伤病员伤情复杂，必须有专用的工具进行吊运、换乘、搬运与后送，其中海上漂浮式担架、组合担架、舰艇专用担架、航空担架、救护车担架是发展重点。

（五）注重伤病员搬运机器人的发展与应用

主要用于在战争或地震、火灾、矿难等发生后，将搜寻到的或经过急救处置后的伤员转移至救护人员所在地或医疗机构。早期，国内外此类装备的设计大多是实现物资搬运，如在地震中对瓦砾中的幸存者传递水、食品等。随着国际安全形势的恶化，伤病员搬运机器人在恐怖活动、武装冲突及生化袭击现场的作用越来越引起人们的重视，其在民用市场上的应用前景也更为广阔，如在地震、核生化袭击或有害物质泄露的危险环境中，伤员抢/搬运机器人可以凭借其良好的载重能力、灵活性和环境适应能力发挥重要作用。TATRC and TARDEC 联合机器人项目是美国远程医疗与高技术研究中心 （Telemedicine and Advanced Technology Research Center，TATRC）和美国陆军装甲车辆研究发展和工程设计中心 （Tank Automotive Research Development and Engineering Center，TARDEC）联合开展的多任务、基于系统协作的战场后送救援机器人系统。该机器人系统是一个子母式机器人系统，包括大型后送机器人车（REV）和小型火线抢运机器人车（REX），REV有救援人员驾驶，到达救援地域外围后，REX 进入危险地域实施救援，其具有遥控、半自主和自主控制能力，可近距离抢运伤员至 REV。TATRC 机器人伤员后送项目 （Robotic Casualty Extraction Project）由美国陆军医学研究和装备司令部（United States Army Medical Research and Materiel Command，MRMC）提供基金资助，美国Foster-Miller 公司负责研制，设计概念包括自主救援机器人 NATO，其配备有标准伤员举升机构，该举升机构整合了创伤伤病员生命支持系统（LSTAT）。

第三节　伤病员搬运工具的技术要求

伤病员搬运工具种类较多，结构各异，这里主要对其共性要求进行阐述。

一、一般要求

1. 结构简单，展收迅速，适应现场救援环境，特别是适应狭窄环境或污染地域等条件下伤病员的搬运。

2. 不会加重伤病员伤情，尽量减少伤病员痛苦。

3. 坚固耐用，使用安全可靠，不带易失落零件。

4. 体积小、重量轻、携带、使用、维修方便。

二、使用性能

1. 伤病员搬运装备应具有较好的通用性，或适合不同救援环境的特殊需求，包括适应海上舰艇内部的狭小空间、飞机和直升机的内部空间、陆上运输工具的内部空间等。

2. 伤病员换乘工具应具有伤病员乘运的舒适性、可靠性、展收方便性等。

3. 伤病员吊带、担架网应适合救援人员使用；操作方便，安全可靠，折叠体积小，重量轻，便于携带。

三、环境适应性

1. 气候适应性　应能在环境温度在-41～46℃，相对湿度小于或等于100%的条件下正常使用。

2. 地域适应性　应根据不同搬运工具的使用对象和功能，能在不同地域内展开使用。如山岳丛林担架、水上漂浮担架及雪地担架等。

3. 时间适应性　展开、撤收时间应与救援要求相适应。

4. 天候适应性　应能全天候工作。

四、可靠性

可靠性是指伤病员搬运装备在规定的条件下和规定的时间内完成规定功能的能力，或者装备能维持其功能的时间，它综合反映了伤病员搬运装备在使用和贮存过程中的耐久性、无故障性，应具有较好可维修性、有效性和使用经济性等。同时，材料应具有较好的刚度、强度（一般不应低于220mPa）、抗撕裂度、耐磨性、防腐性及防水性等。

五、人机工程学要求

人员使用不当是影响搬运装备使用安全性的重要因素。为此，搬运装备展收应灵活自如，并特别强调易学易用，最大限度地减少因误操作而导致的对安全性的影响。

六、材料要求

金属材料必须有抗腐蚀性能或经抗腐蚀处理，必须满足基本技术方案的相关技术要求若采用标准以外的材料，材料的刚度和强度必须满足设计要求。转接部位或连接件若采用不同材料，而材料电位不同时，则应有防止发生电化学腐蚀的措施。

非金属材料如化纤织物、帆布或其他复合型材料必须具有较好的耐老化性能，并符合技术方案的相关性能要求。非金属材料应具有防腐、防真菌和防水性，以及可冲洗性，对血渍、污渍等冲洗后能很快恢复原状，同时还应有较好的阻燃性和抗静电性。

七、标准化要求

设计时，以系列化为基础，尽量做到尺寸规格一致，采用已经成熟或按标准规定要求的零部件或材料、技术，例如：设计系列通用担架时，担架的横支撑、把手、布面及加强带、固定带等均采用通用件或成熟技术，折叠担架的担架杆铰链、支腿铰链均采用一致标准，所有材料均采用已经证实比较成熟的材料。

为了提高系统的维修性、安全性，在设计时，对易损件应考虑可拆性、简单化、互换性、标准化等。

八、主要技术参数确定

1. 负载 一般情况下，伤病员搬运装备的负载不应小于 100kg。对于伤病员吊篮，考虑到加速重力和伤病员运输过程中的附加设备等问题，应根据情况增加，如伤病员吊篮的最大负载一般不应小于 300kg。对于换乘工具，应根据实际承载伤病员和工作人员的数量和应力计算，确定最佳负载参数，并经过试验认可。

2. 尺寸 一般应结合现役各类运输工具的内部空间、相关技术标准、储存要求、人体舒适度等情况确定，如通用担架的外形尺寸确定为 2200mm×550mm×150mm。

3. 重量 总体原则是在确保功能需求、强度需求、结构需求和材料性能的前提下，以体小质轻为目标，至少不能高于标准中规定的重量。

第四节 几种典型的伤病员搬运工具

一、拉具和吊具

（一）伤病员抢运带

伤病员抢运带主要用于灾害现场搬运伤病员。可以单人背，两人抬；拴上雨布、树枝可以拖拉；用于楼道、地下室、沟壑等处悬吊升降伤病员，或抬行担架。由帆布或化纤织物制成。

（二）担架网

担架网主要用于山岳、丛林地带道路复杂的条件下搬运伤病员。担架网使用时，可利用就地取材的担架杆，把网边环套在担架杆上，用网上的绳索捆绑横撑，使二担架杆撑开即可，也可选用一杆抬行，此时则应先将担架网铺开，再将网两端的绳索穿过边环，连结在边绳上。抬人时，可在每两个吊环之间撑上一横杆，以减少对人体的挤压。担架网的基本特点：①结构简单，加工容易，成本低廉；②重量轻，体积小，可放在口袋内，便于携带；③坚固耐用，具有较好的防潮、防霉性能。

（三）充气式伤病员换乘吊篮

海上伤病员换乘工具一般采用金属或木质骨架的筐架吊运。也可采用充气式伤病员换乘吊篮，为带尼龙线织物的氯丁橡胶膜，经热压黏结成型的充气夹板状结构，组成 5 个气室的无盖盒式筐架。充气成型后，具有一定的刚性和弹性，能起到缓冲作用，伤病员较安全舒适，且浮力大，不沉性好，可作水上救生筏。收折后，便于保存和携带。

由于海上舰船舷靠时，因两舷高度相差很大，加上涌浪造成船体颠簸，伤病员换乘困难。这种吊篮则是专供换乘使用工具。当舰船靠在码头时，也可供吊运伤病员使用。

（四）援救篮

援救篮（rescue basket）是美国空军和海岸警卫队灾害救援时普遍应用的一种水上捞救器材，为金属结构，并有漂浮装置，可供一人坐在里面，以悬吊方式救上直升机。这种器材是在直升机不能直接靠近水面，从水上进行援救时使用的工具。使用时，直升机在一定的高度放下援救篮，并拖到被救者（落水者）身旁，被救者自己爬进援救篮。然后发出"上升信号"。在提升时，双手要抓住篮的两边，由吊升装置将人员吊入直升机内。

（五）森林穿透器

美国军队在越南战争中广泛使用的森林穿透器（forest penetrator），是由 3 块可折叠的座板和卷在容器上部的安全带组成。在进行援救时，从直升飞机上放下，像铅锤一样可通过茂密的树叶下降到地面。使用时，被救者将卷着的安全带打开，从头、肩套入，放在腋下，再将座板打开骑上，固定好安全带，发出信号，上吊入机。进行水上援救时，森林穿透器上则安有漂浮环，在下放时将其中一叶座板放在下垂位置，并将一条安全带从卷起位置放开，便于落水者按上法使用。

（六）拉船

拉船骨一般为全金属包钉而成，重量轻，便于滑行。伤病员用帆布带固定船上，拉船由救护人员拖拽，也可由兽力拖拽，易于通过雪地、沼泽、森林地带。

二、伤病员换乘工具

伤病员换乘工具主要指用于伤病员运输工具之间的，将伤病员快速载运、转移、传送的制式工具的总称。

（一）舰艇伤病员搬运工具

与通用伤病员搬运工具相比，舰艇伤病员搬运工具有更紧凑的结构和展开、撤收体积，以适合通过舰艇狭窄的通道、拐角和舱门，也便于在舰艇有限空间中保存；可使伤病员和搬运工具一体化，以防止上下舷梯或垂吊时伤病员滑脱或碰撞损伤。

（二） 舰艇伤病员换乘工具

伤病员换乘是伤病员搬运的特殊形式，是在两种载体如舰与船、舰与飞机之间进行。由于换乘方式不同，采用的换乘工具也不同。舰船间接触式换乘的主要工具是舰船自备的吊杆、吊具、起重设备和供直升机在舰船上降落的直升机平台等；非接触式水平换乘由各种小艇摆渡和高架索传送来完成；非接触式垂直换乘是通过直升机悬停，施放吊索及吊篮等换乘工具，将伤病员吊入（吊出）机舱后再转移。实施伤病员换乘必须充分考虑装备的可靠性和伤病员的安全性、舒适性。具体包括舰船伤病员换乘吊篮等。舰船伤病员换乘吊篮主要用于乘坐坐姿或卧姿伤病员，实施舰船间的伤病员换乘。也可用于卫生及其他救灾物资的传送补给。舰船伤病员换乘吊篮呈可折叠、椭圆形提篮式结构，由上、下篮框、篮把、撑脚、篮框关节、编织网及充气浮囊等部件组成。

三、担架

（一）通用担架

通用担架是指按统一规格制作，适合多种运输工具，且能在不同军兵种间使用的制式担架，并能通过自身展收方式的改变和附加配件形成不同的结构形式，如直杆担架、折叠担架、轮式担架、篮性刚性担架、担架式急救系统、海上浮渡式担架等。

1. 我国的通用担架　我国的通用担架为四折结构，具有代表性的是通用四折担架，其由担架杆、担架面、横支撑及铰链、担架支腿及铰链、伤病员固定带、把手、伤病员脚蹬带、安全带、抗休克体位靠背（架）组成。采用旋转折叠结构，担架杆一般采用铝合金或碳纤维结构，担架面可洗消。

2. 法国的八折便携式担架　法国研制的八折便携式担架，采用 PVC 材质制作，标准颜色为橙色或橄榄绿，八折便携式担架质量轻、结构紧凑，重 5.0kg，伸缩性强，折叠后高仅 500mm，可装入背包或其他设备内，便于携带，特别适于战场使用。展开、折叠较简单，不需特别培训和练习，易于掌握，展开和折叠需 7～10 秒的时间。

3. 以色列的 EMSCompact 八折担架　Shoshana 金属有限公司是以色列的一家专门从事军用标准折叠担架生产的公司。EMSCompact 八折担架体积小、结构紧凑，非常适用于在野外环境下使用，可装在一个背包内携行，也可存放在车辆和其他运输工具内。折叠后，高度仅为 50cm，与市场上出售的其他急救担架相比，EMSCompact 八折担架重量轻，仅重 5kg。由于使用特殊的结构装置，不需要过多的操作训练，展收简便，展收时间仅需 7～10 秒。

4. 美国的 TALON Ⅱ 90C 型担架　该担架为四折结构，展开后 2286mm×571.5mm×152.4mm；展开后离地距离 3.81cm。折叠后 571.5mm×177.8mm×152.4mm。自重 6.8kg，承重 545.5kg。配有人机功效性能好的把手、6 个固定销、两根伤病员固定带。担架布采用耐高温材料制作，防滑抗拉、防化学腐蚀，便于清洗及洗消，避免了交叉污染。结构上采用自动铰链代替复杂的弹簧构件，零部件可维修，基本构架采用不锈钢制成。该担架符合北约标准，是美国海军陆战队和美国陆军的战术急救担架，同时还可作为战场上远距离后送平台。另外，以色列也配备了此种担架。

5. 美国的 TALON Ⅱ 81C 型担架　该担架与 TALON Ⅱ 90C 型担架基本相同，唯一不同之处是长度稍微短一点，为 205.74cm，但 81C 型担架的小型设计适合在电梯和走廊中使用，也是美国特种作战部队的首选装备。以色列也选用了该担架。

6. 美国的 Raven 90C 型担架　该担架与 TALON Ⅱ 90C 型担架不同之处是为双折结构，其他均相同。为美国海军选用的担架，同时也被以色列装备。

（二）专用担架

专用担架是指具有特殊结构、能在特殊环境下进行伤病员短途搬运与运送的担架。

1. 美国的 Z-Kleen 海上救援用折叠担架　尺寸为 2030mm×940mm，由不吸湿的高密度聚酯纤维材料制成，具有超高抗拉伸强度，可折叠，称重能力为226.8kg。

2. 俄罗斯的 HNB 真空褥担架　可在地面和雪地上拖动伤病员；从地下室、

坦克、军舰及其他难以进出的地方搬运伤病员；在掩体、堑壕内采用坐姿和半卧姿抬送伤病员；在电梯、后送车辆上和在山地丘陵地带运送伤病员。适用于外伤严重、特别是骨盆和脊椎损伤的伤病员搬运。

真空褥担架由褥垫、底垫、固定绳、真空泵和外套组成。褥垫为弹性不透气涂胶织物气褥，内部填充直径 5mm 的聚苯乙烯泡沫塑料颗粒。底垫为涂胶增强卡普隆织物，四周安有 6 个提把，上边缘有环孔供穿固定带用。真空泵 HBIIM-10 为活塞式，带有脚踏驱动装置，立姿、卧姿（此时用手压驱动）均能使用。

基本技术参数如下：展开尺寸为 2000mm×700mm×200mm；收折尺寸为 350mm×600mm×600mm；真空度为 78.453kPa（0.8kg/cm^2）；固定伤病员时间为 8 分钟；保形时间为 6 小时（每 2～3 小时可重新抽一次气，以便固定可靠，避免意外移动）；使用环境温度为-30～+30℃；自重为 17kg。

该担架主要特点：可按照人体轮廓成形以便裹住伤病员，固定牢靠；便于搬运和在后送工具上长时间运送；可在担架上对伤病员进行 X 线检查。使用完毕，应按涂胶材料的处理方法，及时洗刷和消毒。长期不用时，应贮存在阴凉干燥处，避免阳光直照或与油性材料接触。

3. 美国的充气式伤病员后送背板 美国 H-H 联合有限公司（H and H Associates，Inc）生产的充气式伤病员后送背板采用尼龙增强的 PVC 材料制作，可在战场、气候等恶劣环境与复杂地形下安全后送伤病员。

该背板体积小，重量轻，充气后尺寸为 1.98m×0.51m×0.08m，重 3.85kg，体积 0.023m^3；坚固耐用，表面覆有很厚的聚亚安酯涂层；可重复使用数百次；便于清洗，光滑的表面不吸收任何污染物；刚性强，充气后不会弯曲或变形，最高载荷达 124kg；通用性高，可安全地放置在现有的野战担架和移动手术台之上，与其配套使用；使用简便，可在 1 分钟内充气完毕并能立刻投入使用；配有紧固带、充气泵等附加装置。

用该背板运送伤病员时，可将伤病员直接安全地后送至手术室，无须再将伤病员置换到其他担架上，避免了因额外运动而造成二次损伤。

4. 雪橇担架 雪橇担架应用甚早，适于深雪地带拖曳伤病员使用，各国形式大同小异。美国雪橇担架由制式担架、雪橇连接器和雪橇组成。备有 2.2m 和 8.2m 绳索各两根，两条伤病员安全带分别用于拖拉和固定伤病员用。

主要技术参数：担架长度为 2286mm；担架布面积为 1829mm×584mm；担架重量为 6.8kg。

雪橇担架可以拆卸分开，该担架已标准化，可单独使用。应用这种雪橇担架在深雪地带拖运伤病员时，必须注意采取保温防寒措施。

5. 铲式担架 费诺华盛顿铲式担架为美国 FERNO 公司的老牌产品。这种担架有两种形式：一种为固定式，另一种为折叠式。两者最大长度为 2013mm，最短为 1658mm。担架可以伸缩，按伤病员身高调节。用铝合金制造，重量轻。折叠式自重 7.7kg，固定式自重 8.1kg。担架可分解成左右两部分，靠两端的自动碰锁联结，碰锁则由每端嵌入的操作按钮控制，锁键一旦关闭合拢，担架就完全固定。固定式的具有金属铲头，折叠式的是一个带有衬垫头部的 Velcro 式闭合部件。

主要特点：①在不移动伤病员的情况下，能将躺在任何位置上的伤病员抬上担架，搬运时头部和脊椎伤病员不会加重伤情；②在医疗单位内搬运伤病员很方便，可将伤病员从病床移到手术台上，也可以从手推车上搬到 X 线诊断台上。

注意事项：使用时把一端打开，从伤病员的一头插入，把"铲"插在伤病员体位下，然后扣上开放端。把伤病员原位（原姿）抬起。也可把担架两端打开分成两半片，将其分别插入伤病员体位下，然后锁上两端，调整头部，按正常方法抬起。再用担架上的 3 条尼龙织带固定好伤病员。

6. 空运漂浮式担架　法国 TRS902 空运漂浮式担架包括一个不锈钢底座（长 193mm，宽 56mm，高 36mm，重量 15kg），一个用玻璃丝加固的聚酯透视板。该板用来系住遇难者并在骨盆位置用三角带固定。用拔出三个球的办法可使板完全脱离底座，这样更容易将遇难者运到舰船上。为了减少在直升机舱内占有的空间和便于运输，底座是可以折叠的。在保护头部托架上装有闪光灯的定位系统。铰接式臂杆可以将相对于垫子的底座顶部部分分开。这样，担架的侧稳定性及反倾覆性可以保证承受中浪（四级）。带吊环的短索和装压载物端与目前使用的相似。在金属底座上已预留了持钩点。

7. 救护车专用担架　救护车专用担架装置是一种在救护车上使用的特种担架，包括可作为担架车用的轮式担架及普通的轮式担架两种。前者可实现车载与院内转运两种作业，不搬运伤病员减少其痛苦。其结构比较复杂，后者是可车载和在平坦地面上（如机场）推行。其结构比较简单。

8. 担架车　美国 Stryker 公司研制的 MX-PRO R3 担架车安全、高效、耐用、便于使用，维护成本低。担架为铝管框架结构，不仅质量轻，而且还具有较好的载重能力和韧性。在铝材外表涂有抗氧化材料。担架车净重 36.7kg，可承载 272kg 的重物。担架车上设有升降手柄、地面安全挂钩、充气床垫、综合减震系统。两边有可展开放下的护栏，前方有头部固定装置，床垫前方设有可升降的充气靠背、5 个自由滑轮、两个腿部固定皮带及肩部固定装置、高度调节装置。此外，该担架车还有 2~3 个进气孔、除颤器台、固定氧气瓶等。

EZ-PRO R3 型担架车是基于 MX-PRO R3 型担架车改进而成的，升降柄设计成脚控式，易于操作，结构符合工程学原理。担架框架采用焊接技术和链扣组合，其结构更加牢固，承重力更大。配备的可调轮锁使其在爬坡时更加安全，下坡时轮锁自动锁住，前推时轮锁打开。在靠背头部设有调节杆，伤病员可自行调节靠背角度。

9. "三防"担架

（1）美国"三防"便携式急救担架：该担架是根据美国军队技术规范及"三防"工作需要设计制作而成。担架本身重 5.5kg，可承重 350kg。担架材料为聚酮醚，对体液、工业化学、核化生制剂有较强的防护性和可洗消性，熔点 334℃，耐磨性强。

（2）以色列的 EMSCompact 核生化防护急救担架：EMSCompact 核生化防护急救担架是专门按照核生化条件下伤病员抢运的特殊需要而研制开发的一种专用担架。该担架完全按照美国军方提供的技术参数设计。担架的承重能力达 350kg，但自身重量只有 5.5kg。担架面采用网眼织物，具有良好的抗化学腐蚀性能，便于担架受体液、工业化学物质和核生化战剂污染后进行洗消。该担架的熔点为334℃，耐磨性强，采用活动式可调节绑带。

10. 软式担架

（1）美国的 Stingray 无杆后送担架：美国的 Stingray 无杆后送担架展开后为 1981.2mm×609.6mm；折叠后为 304.8mm×304.8mm×50.8mm。自重 0.7kg，承重 545.5kg。材料为耐高温聚丙烯单纤维丝。担架四周用网带支撑，配有防滑装置及六个承重把手，便于后送伤病员。

（2）美国的软式手提担架：美国的软式手提担架长 2030mm，宽 940mm，重 4.5kg，便携性好，可卷成 29mm×510mm 的管状装如背包中，或折成 510mm×1020mm×510mm 的方形装入尼龙包中。易洗消，透 X 线，底板软而有弹性。承重能力为248kg。

11. 心肺复苏担架（heart-lung resuscitator litter，HLRL） 为一便携式担架，可进行体外心脏按压、输氧并有一静脉输液杆。美国蓝仕威克（Brunswick）公司最近研制出的 S410LSL 型心肺复苏担架是一种轻型、背板式运送急救系统，能够保证在送往医院的途中对患者进行不间断的心肺复苏急救。

该担架军、民两用，在救护车上使用时，可对患者进行途中心肺复苏急救。该担架由 HLR 心肺复苏机背板、HLR 心肺复苏机、氧气调节系统、氧气瓶、输液架、绑带、食管清除器、头枕、泡沫垫、附件箱和防尘包装袋等组成。重量仅18kg（不包括氧气瓶），打开后长 2m，宽 0.5m，折叠后厚度为 0.3m，宽 0.6m，高 1.1m。

HLR 心肺复苏机背板能最大限度地舒展患者的颈部，保持患者呼吸道通畅；心肺复苏机可维持换气并定量供给纯氧，还可根据患者需要调节胸外心脏按压的深度，每分钟按压 90～100 次；内嵌式氧气调节装置可容纳两个氧气瓶；空气枪可在急救过程中快速清除嘴与喉咙内的各种液体；担架的统一接口使其能与救护车或医院的氧气供应设施连接；附件箱可储存所有配件。

此外，担架防尘包装袋上安装有把手和轮子，一人即可快速轻松地移动担架，使用简单方便。

12. 飞行担架　飞行担架是以色列科学家最新研制的一种远程遥控的担架，名为"医疗运送飞行器（Med-Evacuation Aerial Vehicle）"，该担架主要特点可以垂直起降、盘旋，爬升高度达到3048m，主要作用是用于营救战场或事故现场的伤病员并迅速将其送往医院，以提高他们的生还率。

这种甲虫状的"飞行担架"还装有4个轮子，能够应付复杂地形。每副担架可最多容纳4名患者及1名"随架"医生，最长可在空中停留3小时。

由于无须借助跑道或者停机坪，"飞行担架"几乎可以被用于任何地区。"飞行担架"到底如何工作，具体细节仍不十分清楚，但与无人机一样，这种救援设备也将在地面专业飞行员控制下飞行。他们将利用飞行摇杆、担架导航仪器及随架摄像机提供的数据对担架进行操控。抵达目的地后，随架医生或医务人员首先对伤者进行急救，而后将他们抬上担架，迅速飞往医院接受治疗。

研制"飞行担架"的目的是提高在所谓的"黄金时间"接受救生治疗的事故伤病员数量。研究发现，如果能够在事故发生后60分钟内接受紧急治疗，重伤病员存活概率最高可提高6倍。但在重大事故——如火车或客车撞车，医务人员很难及时赶到现场对伤者进行救治。从这个意义上说，由以色列费希尔航空航天战略研究所的专家研制的"飞行担架"无疑成为一种解决之道。在黄金时间加快治疗步伐对伤者非常重要，但他同时也警告说，在被运往医院途中，绝大多数重伤病员至少需要两名医生对其进行护理，以防止出现并发症。

13. 美国的紧急救援供氧担架　美国的紧急救援供氧担架是一种便携式可折叠的压力容器，用于紧急供氧治疗和在伤病员后送时的供氧治疗。该担架与高压氧舱的工作原理相似，通过特定的呼吸面罩为伤病员提供高纯度的氧气。同时，可以根据需要对整个担架系统进行增压，满足在特定情况下的治疗要求。该担架轻便可折叠，便于携带。当展开使用时，其强度完全符合担架的力学要求。不用时，可折叠成两个结构紧凑的箱子，易于运输。

14. 伤病员后送袋　主要是用于生物化学武器污染战区的伤病员搬运工具，袋体大多采用无机织物并涂有活性炭涂层，有些还可配合担架使用。

EUROLITE核生化伤病员防护袋是奥地利EUROLITE公司与澳大利亚国防部联合研制的一种专门用于在沾染地区运送伤病员或在洁净地区运送被沾染人员的核生化伤病员防护袋，已于2002年9月开始装备澳大利亚军队。该袋包装尺寸为350mm×300mm×8mm，展开尺寸为2115mm×600mm×300mm，重865g，颜色为橄榄绿，采取真空包装，便于拆开。该袋采用高性能核生化隔离薄膜，按照标准尺寸制成，设有一个透明窗及伤病员病例袋，配有安全性能高的呼吸系统与国际标准螺纹，可与送风机配套使用。袋身配有把手，便于携行，具有体积小、重量轻、安全性能好等特点。

EUROLITE 核生化伤病员救护袋是一种专门用于在沾染地区运送伤病员或在洁净地区运送受沾染人员的核生化伤病员救护袋，可有效保护医护人员与伤病员免受生化战剂污染，开展必要的医疗救护。该袋装备有国际标准螺纹，可与送风机配套使用，送风机可向袋内输送过滤后的新鲜空气。设有 3 个透明窗、伤病员病例袋及 6 个带有一体化手套的特殊监护口。袋身配有把手，便于携行。具有体积小、重量轻、安全性能好等特点。

英国 Telutami 公司的 BCS^{TM} 伤病员后送袋是当前世界上最小、最轻的伤病员后送工具，重仅 980g，承重量为 190kg，尺寸为 2400mm×730mm（展开状态下）或 250mm×150mm×100mm（折叠状态下）。主要用于发生大量伤病员而轮式或履带式救护车救护能力不足时的紧急后送伤病员，情况紧急时还可作为人员的临时掩体。BCS^{TM} 伤病员后送袋可军、民两用，并适应不同环境，如沙漠、北极和丛林等。BCS^{TM} 伤病员后送袋由伤病员帽、伤病员袋、固定带和 25/50mm 的内衬网组成，材料为 80g 防水防撕裂尼龙。尼龙有多种不同颜色，上面有镀银涂层，可防止伤病员热量损失，也可视情况添加阻燃涂层。BCS^{TM} 伤病员后送袋可放置在各种标准军事装备上的小袋中，甚至可放入飞行员飞行服口袋中。BCS^{TM} 伤病员后送袋也可作为制式空中医疗箱的组成部分，供空中医疗后送使用。后送伤病员时，伤病员可采用坐位（两名救护人员）或俯卧位（三或四名救护人员）。

奥地利的 VBS-93 型伤病员后送袋不仅具有三防功能，可配合担架使用，并且可通过 SBV-93 通气滤毒装置为伤病员提供干净的空气。

美军的阿克伤病员后送袋，充气后可防水，绝热保暖，适于极冷环境下运送伤病员。

15. 伤病员搬运机器人　它的上部采用液压伸缩装置，底部使用履带式驱动系统，通过动力平衡技术，可以实现双足行走。"VECNA's BEAR"的底部关节可折叠，便于机器人完成"弯腰"抱伤员的动作，机器人的双臂能够托起重达 200kg 的重物。它还能灵活地转换多种姿势，以适应不同路况。"VECNA's BEAR"行动敏捷，能够完成普通士兵无法完成的任务。比如在野外环境下，可以快速携带伤员长距离转运到安全地带，连续快速行走达 50 分钟。

第十一章

携运行医疗箱（囊）

携运行医疗箱（囊）由于具有携运性能好、救治功能实用高效、配置方式机动灵活等特点，已经成为开展自然灾害及突发公共卫生事件现场应急医学救援的主要基础装备之一。携运行医疗箱（囊、包）设计研发水平、勤务功能定位、内装药材品种和数量、可操作性、携运性、环境适应性等诸多因素，对救援现场急救效率和效果都将产生重要影响。

我国自然灾害及突发公共卫生事件现场医学救援装备的研发起步较晚，救援用医疗箱（囊）主要源于军用野战医疗箱组、军医背囊、卫生员背囊和卫生员包等携运行卫生装备和器材。军用医疗箱（囊、包）与自然灾害及突发公共卫生事件现场应急医学携运行医疗箱（囊、包）的任务使命和使用环境不完全相同，直接使用野战医疗箱（囊、包）用于公共卫生事件和自然灾害现场应急医学救援任务势必存在一些不足。而发达国家应急医学救援箱（囊、包）类产品水平较高，尤其以美国、日本、德国、俄罗斯等国家最为突出。其特点主要体现在种类齐全、储备充足、功能稳定、性能可靠、机动灵活性等方面。携运行医疗箱（囊、包）等携行装备基本实现了救治功能组合模块化、携运体积小型化，可根据救援任务灵活配置，具有较强的快速响应和独立保障能力。

鉴于自然灾害救援及突发公共卫生安全事件类别不同，所处区域和环境不同，自然灾害对灾区基础设施造成的破坏也不同。因此，开展现场应急医学救援工作所要涉及的救治任务和救治范围要依据灾区实际情况而定。在执行紧急医学救援任务时，若道路受阻、车辆无法通行时，救援医疗队需要根据救治任务及现实情况，将装有一些必要急救仪器和药品的携运行医疗箱（囊、包），由救援人员背负、携行前往目的地完成救援任务。基于上述情况不难看出，由于医学救援任务的复杂性、艰巨性和多样性，导致应急医学救援具有伤病复杂、时效性强、救援环境恶劣、多方协同作业难度较大等特点。根据这些特点，作为应急医学救援携行装备主体的携运行医疗箱（囊、包），应在原有军用野战医疗箱（囊、包）的基础上进一步改进完善，以适应自然灾害及突发公共卫生事件现场应急医学救援勤务需求。

目前，受国内部分关键技术及工业制造工艺水平的制约，应急医学携运行医疗箱（囊、包）装备和器材与发达国家相比总体上还存在一些差距。但近年来已出现了一些可喜的进步，国内一些研发机构和生产厂商在已有军用野战医疗箱（囊、包）基础上，借鉴欧美一些国家的先进技术和产品，消化吸收国内外一些成熟的自然灾害及公共卫生事件现场应急医学救援经验，研制出了一系列集成化医学应急救援携运行装备。如携行医疗箱（通用型、专用型）、综合急救箱、内科急救箱、外科急救箱、救援医用背囊、单人急救包扎包、消毒背囊、担架背囊等。从当前形势来看，应急医学携行医疗箱的研发趋势是增加种类、强化功能、提升可靠性、安全性和易操作性，形成标准化、制式化、系列化的携运行医疗箱（囊、包）。

第一节　概念与分类

一、概念

携运行医疗箱（囊）是指配装标准药材品种和数量规定的救援药材和基本卫生装备等内容物，是供医学救援时防治伤病用的制式箱组、背囊、包、盒等装备的总称。医用携运行医疗箱（囊、包）应具有装备制式统一、作业展收迅速、操作使用便捷、野外环境适应性强等基本要素。自然灾害及公共卫生事件应急医学救援属于非战争性军事行动，原有军用野战医疗箱（囊、包）的名称与分类带有较重的军事特征，而且，现代应急医学救援任务的执行主体不仅局限于军队，武警、公安、消防和国家相关单位也是应急救援工作的主体机构，两者是有一定区别的。

（一）卫生背囊

卫生背囊是以背囊为载体，内置急救、休克防治、伤员搬运；软组织清创、气管切开；生化、血液、电解质、免疫、尿液检验等药品和器材，配发卫勤分队军医和卫生员，战时在战场携行，对火线伤员实施包扎、止血、固定、通气、复苏、紧急手术、快速检验、药械供应和固定搬运等现场紧急救治的一种囊式卫生装备。卫生背囊具备应急反应能力，接到任务命令后能在短时间内及时出动；机动部署能力，能够组织实施指定地点、行进途中、前伸派出等各种应急情况下急救勤务任务；医疗救治能力，包括基本医疗救援能力和补充医疗救援能力。基本医疗救援能力能够有效实施现场急救功能和紧急救治的各种措施，补充医疗救援能力主要提供实施紧急救命用手术器械等药材。

（二）卫生包

卫生包是以背包为载体，内置常用药品、诊断器材，包扎、止血、固定和通气等一次性急救耗材，药品主要配有抗感染药、镇痛药、消炎药、心血管药、消化系统药、驱暑药、外用消毒药等，对现场伤病员实施包扎、止血、骨折固定和通气等急救使用的一种背包式卫生装备。包体设计有加强丙纶带缝制的肩带和提把，可斜肩背、单肩背、手提方式携行。

二、分类

对于携运行医疗箱（囊、包）的分类，相关文献资料中多沿袭军用野战医疗箱的分类方法，即按行进方式、结构形式、用途分类。

（一）按行进方式分类

按行进方式，可分为携行医疗箱和运行医疗箱。

1. 携行医疗箱（囊、包）　主要是供自然灾害及公共卫生事件现场应急医学救援时紧急救治使用的制式医疗箱（囊、包），在缺少运载工具或运输受阻时可由救援人员携行。主要用途是针对灾害救援中幸存者进行各种伤情的基本处置和紧急救治，保证现场幸存者在后送期间的基础生命体征平稳。携行医疗箱（囊、包）内装物品量执行应急医学救援卫生药材配备基本标准和医疗设备配备基本标准。此类装备内容物侧重于包扎、止血、镇痛、通气和外固定，以及饮水净化、防暑、防冻伤、防治蚊虫叮咬等急救和常用药材。携行医疗箱（囊、包）一般情况下配备通用药材和设备，其内部留有机动空间，根据执行具体任务时地域环境或医学救援勤务特殊需求，增添所需的高原、海岛或核化生等急救药材、器械和设备。每单件装备均按一定的功能要求内装相应的标准药材或基本卫生装备，配有详细装箱单、使用说明书、检验合格卡、生产及维修厂商地址和电话等信息。

2. 运行医疗箱　主要是应用于自然灾害或突发公共卫生事件大型医疗救援任务的制式医疗箱，箱内按相关标准规定配备急救药品、器械、卫生耗材、基本医疗设备，箱体外形尺寸符合国家运输包装件尺寸标准要求，适于陆、海、公、空等运输工具运行和短途人力搬运。此类医疗箱可根据勤务需求，由通用箱、专用箱、大型箱和台面板组合构成不同医疗功能的作业平台，如分类、急救、诊断、治疗、手术、检验、药房、病房等。运行医疗箱包括补给性医疗箱与功能性医疗箱。补给医疗箱是个人携行医疗箱的延伸，主要是个人携行卫生物资的补给，在先遣救援人员先期到达灾害或事件现场后，由后方救援卫生物资前送，对现场救治消耗物资进行补充，从而可以保障救援行动持续进行。功能医疗箱是根据救援工作性质和救治范围组装成的具有专门救治和保障功能的医疗箱，按其工作性质，可分别赋予"检伤分类""外科手术""医疗护理""临床检验""放射诊断""消毒灭菌""疫情防控"等功能。为了实现各种医疗救援功能，还可将其进行分解，形成数个子功能，如外科手术可以分解为外科手术器械、专科手术器械、手术照明、手术麻醉等子功能，这样可以为运行医疗箱的功能模块划分及组成提供一个清晰的拓扑结构，便于工作人员储存、管理和应用。

（二）按结构形式分类

携运行医疗箱按结构形式一般可分为普通型与特殊型两类。普通型多为前开门和上开盖的箱体结构，特殊型包括前双开门箱、斜开箱与抽屉箱等，箱内结构有空腔式、盒盘式或抽屉式。携运行医疗箱材质不同时期分别采用红松木、高密度纤维板、铝木复合板和高分子材料，因而加工成型工艺也有所不同。

（三）按用途分类

携运行医疗箱按其用途不同，可分为通用箱、专用箱和大型卫生装备箱等三类。其中，通用箱主要用来配置急救药品、器械和卫生耗材等。专用箱主要用于配置档案病历、药房病房用品、小型医疗仪器设备、采血箱、储运血箱、疫苗箱、保温箱等。大型卫生设备分为立式与卧式两种，用于配置大型医疗仪器设备、野外手术床、担架等。典型的疫苗箱和运血箱如图 11-1 所示。

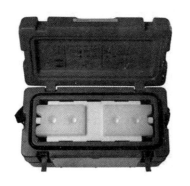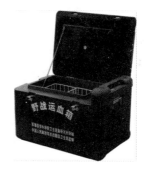

图 11-1 典型的疫苗箱和运血箱

第二节 携运行医疗箱（囊）的现状与发展趋势

一、国外医疗箱发展现状

全球最具代表性的医疗箱厂商主要是美国的 Hardigg 公司（后被派力肯公司收购）、PELICAN 公司，德国的 ZARGES 公司等，下面介绍其主要产品。

（一）黑匣子系列（BlackBox）

黑匣子系列（BlackBox）箱组采用一次成型的肋骨设计，提供了一种安全可靠叠堆方式，多箱堆叠摆放不会滑落，箱体边、角部分加强加厚，给箱子提供了额外的抗冲击保护，可承载设备脆值 40～80G。箱体自身重量轻、结构紧凑，前后双开口，内部四角设置的吸震装置提供 51mm 振幅空间，内置机架为航空钢化铝合金，重量轻但其坚韧度有所加强，内置机架可承受 45kg 的重量，深度为 610mm 的机架符合 ANSI/EIA-310-C 标准，并超过航空运输协会第 300 条第一类的标准，易于安装内部设备。其箱体设计获得较多专利技术，例如宽把手设计，使得抬起箱子更为方便；黑色锁扣经久耐用，方便安全锁紧；圆形密封圈与箱盖配合尺寸精准严密，即使受到冲击也可以完全起到密封防水作用；箱盖处内置两只滑轮，易于搬运（图 11-2）。

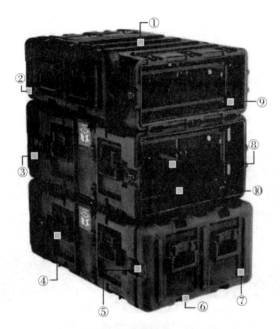

图 11-2　黑匣子系列（BlackBox）箱组

1.限位槽；2.前箱盖；3.后箱盖；4.提把；5.锁扣；6.连接搭扣；7.加强筋；8.导轨；9.缓冲件；10.机架

（二）哈丁风暴箱系列

哈丁风暴箱系列箱组适合装载各类中型仪器仪表设备、通信设备，箱体材料主要是高强度黑钴镀钢和 HPX®特种树脂，黑钴镀钢材质轻、防水、防尘、耐压、抗冲击力，HPX®特种树脂在重量轻的同时保证箱体坚不可破。箱体结构设计保证箱内物品不受外界气压和温度的影响，可在任何情况下对内装药品、器材和仪器设备提供安全可靠的防护。此外，还具有拉杆箱技术形式，拉行十分方便省力。

（三）机架箱组系列

该系列机架箱是为需要得到最佳保护的精密测试、微电子机械、医用生物诊断等仪器设备而进行的专业设计，箱体承载重量最大为150kg，承载仪器设备脆值15～30G，箱组从一定高度坠落而不致损坏内部仪器设备。针对特殊需要可完成箱仪一体化设计，箱仪可整体储运，在现场有电源供给时，仪器设备可马上进入工作状态。

（四）Zarges公司医疗箱组

德国Zarges公司医疗箱组材质为精焊高强度铝板，防碰撞、防振动、防无线电波、雷击等电磁干扰，箱体具备防尘、隔热、隔湿等特性。箱体内部铝合金支架通过模具挤压成型，与外箱通过横杆和橡胶底座紧密吻合连接，箱盖上有密封垫圈，箱体也经过密封焊接，达到DIN 40050和ICE34-5/529的IP级防护标准，储运医疗设备十分安全可靠。

二、国外背囊发展现状

为应对自然灾害、突发公共事件等现场医学救援保障任务，美国、日本、法国等发达国家地方及军方各级医疗救援组织均装备有先进的医学急救背囊、复苏急救背囊、器械急救背囊、综合急救背囊和担架背囊，这些背囊在满足自然灾害或突发公共卫生事件现场紧急救治功能基础上，均具备方便携行、可快速反应、高机动部署能力。

三、医疗箱发展趋势

（一）新材料的研发

在传统材质改性基础上，高性能工程塑料、玻璃纤维增强材料、聚酯织物或轻金属（铝合金）等新材料的复合运用，使携运行医疗箱易于适应不同恶劣环境条件下的医疗保障需求，达到减轻箱体重量、增加箱体强度的目的。箱体整体防水、抗压、防震、防腐蚀、耐盐雾等性能的提高，有助于增加医疗箱的可靠性和可操作性。

（二）方便实用的功能组合设计

携运行医疗箱可依据自然灾害或突发公共卫生事件进行模块抽组构成所需规模的医疗箱组式救护所。为实现这一目的，医疗箱内装药品、耗材、器械和仪器设备必须按治疗功能模块分类集装，一个独立功能的相关物资要相对集中在一个箱体内储运。为此，医疗箱内部布局设计需要充分考虑内装物多种不同的空间需求，例如，多隔断抽屉式结构可能便于药品与卫生耗材的分类集装；箱体内框架上应设计多个安装孔，便于固定不同尺寸的医疗仪器设备，同时要安装自锁型金属滑轨，方便仪器设备操作使用。在箱体外部可根据需求安装脚轮，多箱之间可自由组台，实现快速展开和撤收作业。

（三）可方便储运，快速展收，机动性能好

医疗仪器设备基于悬挂式缓冲包装的箱仪一体化是今后重要的研发方向之一，它可实现医疗箱在自然灾害或公共卫生突发事件现场实施救援时能够快速展开和撤收作业。目前，该方面的研究工作已经在国内初步开展，医疗箱箱体采用高密度聚乙烯材料，箱体内部弹性元件根据内装仪器设备的重量、脆值等参数选择确定橡胶弹簧型号、硬度。箱体内悬挂式框架采用中硬度铝合金板材冲压成型，重量相对较轻，悬挂框架内表面贴附有防止仪器划伤的泡沫塑料。内框架上设计多个安装孔，便于固定不同尺寸的仪器，同时可以安装自锁型金属滑轨，牢固可靠，提高安全性能。该医疗箱针对脆值不小于 15G、质量在 20kg 内的仪器设备进行系统优化设计，可保障仪器设备得到全方位的保护。另外，医疗箱箱体设计尺寸标准化统型工作对国内医疗箱发展也十分重要，如要适应陆、海、公、空通用托盘的运输环境要求，适应不同仓库、运输工具环境条件下堆码要求等。

（四）信息化程度要求会越来越高

目前美国军方智能管理系统是基于 RFID 技术开发的，已经实现了医疗箱内装物可视性、库存可视性和大面积范围跟踪。较典型的装备有医疗物资运输自组网网络标签（Ad hoc Networked Tags）系统。该系统的射频识别标签可传输标签自身的 ID 号，同时可与相邻的标签互传数据，有效增强了系统运行的可操作性，可实时跟踪医疗物资状态，判断物资是否受损。一旦医疗物资在运输途中出现损耗情况，该标签可及时报告，从而可在第一时间弥补损失。

四、背囊发展趋势

国外携行背囊有以下共性特点：①材料强度高、耐磨性好，具有阻燃性能；②利用人体工效学原理设计携行方式，以增加适体性，减轻疲劳感；③内装药材功能齐全，布局合理，暴露充分，负荷分布均匀；④囊体设计有外挂点，可增加药材携带量或分类集装。

下面通过对罗威阿尔卑斯（LOWE AIPINE ）、格里高利（Ospery、Gregory）、始祖鸟（Arc'teryx）几家国外著名户外运动用背囊结构分析来感觉未来发展的一些趋势变化。

罗威阿尔卑斯（LOWE AIPINE），现代背囊的第一条胸带，帮助固定背包的重心；第一个在背包侧面加上收缩带；第一个提出调整背包背长的设计 TORSO FIT。

Ospery 首家提出了定制背包的概念，背囊背负结构上第一个将透气网眼应用到 Osprey 背包上，第一个推出著名的个性化定型腰带，第一个推出 Straight Jacket 结构（缩减背包的容量）和 ErgoPull 腰带系统。

Gregory 面料强度为 210D 高张力 Cordura 尼龙，使用 Double Box 防撕矩阵织造法（两条为一组的粗纱线配合幼纱线编织成网阵），比传统的单纱式更轻，更耐磨、耐撕，背面加 1.2oz 厚防水膜。其另一款 Dyneema 140 Denier Ripstop 面料（又名 Spectra）是目前全世界最坚韧的纤维之一，其韧度是钢的 10 倍，Gregory 将之与 14dD 尼龙混合织成防撕布，使其在防撕、耐磨、轻量及价目方面达到近乎理想的平衡点。主要用于需要轻量，同时亦要耐用的背囊。

其内胆面料 G-30 Fabric 为高张力的 30D 防撕尼龙绢，浸入硅化剂，一方面将纱线锁定并将布料硬化，增强防撕强度。同时抗静水压更高、更持久。底部面料 Shelter-Rite 为 1000D 的厚尼龙布浸入 Vinyl 胶，耐磨、防水性能显著提高。AeroTechTM 高透气网布使用 3D 编织法，比一般网布更通爽，吸汗后亦极快干透，用于覆盖背垫、背带及腰带内里。

始祖鸟（Arc'teryx）是加拿大的户外品牌，在美国被公认为户外运动的顶级奢侈品，这个品牌有着对新工艺和新技术近乎疯狂的追求。Arc'teryx 总是在进化的程式中寻求突破，业界具有户外工业领域领跑者的国际共识，对其评价往往用"作品"两字形容。

改进型背负装备（Improved Load Bearing Equipment，ILBE）是受军品产地保护的贝利法案，由 Arcteryx 设计并控制生产质量，美国著名军品生产商 Propper International Inc 以代工的形式获得订单，费用每个背囊高达 600 美元。

通观国外背囊发展，其面料抗磨、抗撕和阻水耐温性能高，由于材料选择合理，自重较轻，整体符合美军装备轻量化的设计思路，敢于尝试新材料、新做法，产品更新换代快，背囊评测工作科学、细致、严谨。国内携行背囊研发未来工作应该注意下面几个问题：①建立材料选用的评测标准；②突破思维定式，至少在囊体颜色和调节结构方面逐步体现个性化选择；③结合材料学、运动力学和医学解剖学，探索真实有效的数学方法解析和参与结构设计；④呼吁行业接受个人携行装备轻量化思想，"毕全功于一囊"是不现实的。

第三节　携运行医疗箱（囊）的技术要求

一、携运行医疗箱

携运行医疗箱主要是由通用箱、专用箱、大型箱等三种基本箱型及台面板构成，其中通用箱分为通用单屉箱与通用空箱两种箱型，专用箱分为专用盒盘箱、专用病历箱和专用空腔三种箱型，大型箱分为卧式大型箱与立式大型箱两种箱型。医疗箱囊采用旋转模塑聚乙烯改性专用树脂制造，系列箱结构设计合理，内部安装缓冲衬垫具有防淋雨、隔震、防化可组台等优点，可满足各种急救药品、耗材、器械、医疗仪器设备储存与运输的需要，适合车、船、飞机等运输工具运输，也可短途人力搬运。

1. 尺寸重量（表 11-1）

表 11-1　携运行医疗箱尺寸重量

序　号	品　　种	规格（mm）	净重（kg）
1	通用箱（单屉）	（400±5.30）×（600±6.90）×（425±5.30）	9.8±0.2
2	通用箱（空腔）	（400±5.30）×（600±6.90）×（425±5.30）	8.0±0.2
3	专用箱（盒盘）	（400±5.30）×（600±6.90）×（425±5.30）	9.6±0.2
4	专用箱（病历）	（400±5.30）×（600±6.90）×（425±5.30）	10.8±0.2
5	专用箱（空腔）	（400±5.30）×（600±6.90）×（425±5.30）	8.2±0.2
6	立式箱	（800±8.50）×（600±6.90）×（830±10.60）	22.8±0.2
7	卧式箱	（1200±10.60）×（800±8.50）×（700±8.50）	33.6±0.2
8	台面板	（1200±10.60）×（600±6.90）×（70±8.50）	7.8±0.2

2. 具有 GJB 1629—1993 规定的 C1B1Ne1 防护功能及抵御空投的防护能力。

3. 使用寿命大于 10 年；工作温度：-40～40℃；贮存温度：-55～60℃；可堆码高度不低于 2.8m；符合 GB/T 7350—1999B 类 2 级淋雨规定。

4. 适合运输汽车、铁路货运车、舰艇、运输机长途运输和多次装卸要求。运输汽车运输时，在四级公路或急造军路上运输 3000km 医疗箱组无损坏。

5. 按 GJB 150.3—1986（40℃）和 GJB 150.4—1986（-40℃）4.1.3 规定预处理，通用箱、专用箱的跌落高度 1200mm，立式箱、卧式箱跌落高度 900mm，面跌落、棱跌落和角跌落后无损坏。

6. 力学性能：箱上均布 250kg 载荷，3～5Hz，1g，振动 40 分钟，箱体无损坏；箱上施加外力 2.5kN，箱体变形量＜5mm；箱体加强筋的避免变形率＜0.5%；箱体上每只提把承受的拉力应＞1kN。

二、综合急救箱

综合急救箱主要由箱底、箱盖及箱内盒盘、托盘组成，内装氧气呼吸装置、气道控制装置、中毒处理器具、外伤处理器具、静脉注射器具、诊断用器具等。箱底和箱盖采用铝合金板材冲压成型，箱内盒盘、托盘由 ABS 塑料吸塑成型。

外形尺寸≤550mm×4000mm×200mm；质量≤15kg。

三、内科急救箱

内科急救箱内装急救药品器材，供氧、输液器具共 20 余种。携带方便、内容物配备合理、暴露充分、方便使用。适用于施工、灾害现场实施紧急救治神经系统、循环系统、呼吸系统疾病患者。箱体采用轻质铝合金和工程塑料（ABS）加工制造。

外形尺寸：460mm×360mm×130mm；质量：≤12kg。

四、外科急救箱

外科急救箱内装诊断急救器材，创伤手术刀包、止血、包扎、固定器材、供氧、输液器具、急救药品等近 30 种外伤急救必备用品，适用于实施现场紧急救治伤病员。该箱箱体携带方便、内容物配备合理、暴露充分、使用方便。箱体采用轻质铝合金和工程塑料（ABS）加工制造。

外形尺寸：460mm×360mm×120mm；质量：≤12kg。

五、急救分队系列背囊

急救分队系列背囊包括急救背囊、复苏背囊、紧急手术背囊、快速检验背囊、药械供应背囊和担架背囊，主要用于伤病员现场急救与紧急救治。急救背囊用于伤病员止血、包扎、固定、通气、感染防治与烧伤处理；复苏背囊用于伤病员休克防治；紧急手术背囊用于伤病员的软组织清创、气管切开等紧急救命手术；快速检验背囊：生化、血液、电解质、免疫、尿液等检验；药械供应背囊为现场急救和紧急救治提供药品与耗材；担架背囊用于伤病员的固定与搬运。

第四节 几种典型的携运行医疗箱（囊）

一、医疗箱

医疗箱主要用于储运自然灾害或突发公共卫生事件现场伤病员救治所需药材和基本卫生装备。医疗箱由通用箱、专用箱、卧式大型箱与立式大型箱基本箱型构成。

二、综合急救箱

综合急救箱主要用于包扎、止血、固定、镇痛、通气、清创、缝合、气管切开手术、急性呼吸、循环衰竭患者的急救治疗。

三、内科急救箱

内科急救箱主要用于施工、灾害现场实施紧急救治神经系统、循环系统、呼吸系统疾病患者（图 11-3）。

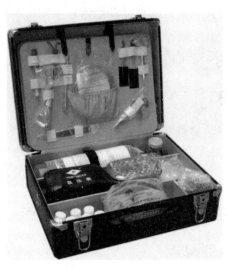

图 11-3　内科急救箱

四、外科急救箱

外科急救箱主要用于实施现场紧急救治伤病员（图 11-4）。

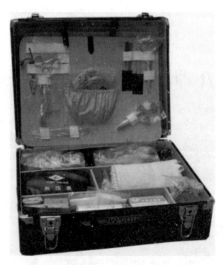

图 11-4　外科急救箱

五、急救分队系列背囊

急救分队系列背囊主要用于自然灾害或突发公共卫生事件现场伤病员的急救、复苏、紧急手术、快速检验、药械供应和固定搬运等。

六、核生化急救包

核生化急救包主要用于核、生、化污染环境条件下现场急救和自救互救。NBC污染物洗消；放射病紧急防治；神经性毒剂、氰类毒剂的紧急防治；防止蚊虫叮咬和呼吸道等途径传播感染生物战剂及其暴露后紧急治疗。

七、创伤急救包

创伤急救包主要用于现场急救和紧急救治，功能涵盖伤病员的包扎、止血、固定、通气、感染防治处理、输液、伤口缝合、伤员保温、眼创伤包扎等。

八、卫生包

卫生包主要供现场抢救伤病员，火线伤员自救互救，功能包括止血、包扎、通气、消毒与镇痛。

九、敷料包

敷料包主要用于现场伤员包扎、止血与固定。

十、集体急救包

集体急救包主要用于各种车辆、舰艇、飞机等条件环境的伤病员自救互救，功能涵盖止血、包扎、通气、固定、拖运、感染防治及烧伤炸伤处理等。

十一、个人急救包

个人急救包主要用于现场伤员个人自救互救，功能包括止血、包扎、通气、消毒与镇痛。

个人急救包外形为长方体，分为外囊与内包两部分，通过弹性伸缩绳连接，展收迅速，使用灵活方便。

参 考 文 献

李科杰.2003.危险作业机器人发展战略研究. 机器人技术与应用,(5):14-22.

孙景工，王运斗. 2016.应急医学救援装备学.北京：人民军医出版社.

王田苗, 陶永, 陈阳.2012.服务机器人技术研究现状与发展趋势.中国科学: 信息科学,42 (9):1049‒1066.

王一镗，2017.中华医学百科全书——灾难医学.北京：中国协和医科大学出版社.

吴太虎，王运斗,何忠杰. 2012.现代院前急救与急救装备.北京：军事医学科学出版社.